Hypertension

Dans la vie quotidienne, les médecins n'ont que peu de temps pour répondre aux multiples questions que se posent leurs patients.

Dans **Consultation** des spécialistes, des praticiens de renom se consacrent avec une grande exigence à l'information de tous. Ils dressent le bilan des connaissances actuelles sur une maladie ou sur une spécialité, leurs ouvrages venant compléter et préciser l'information communiquée par le praticien en exercice.

Consultation évite l'hermétisme des termes médicaux et accorde une large place à la prévention.

De médecins, les auteurs deviennent conseillers et leurs livres seront lus par tous avec facilité et intérêt.

Consultation raconte l'aventure de la vie et les progrès de la médecine.

Collection Consultation
dirigée par André Balbo

Hypertension

Docteurs Jean Py
et Alain Tugayé

Illustrations de Jean-Pierre Lacroux

M.A. EDITIONS
90, rue d'Assas
75006 Paris

Titres de la collection

1.	Stress et spasmophilie	Dr Alain Cornic
2.	Le couple stérile	Dr Pierre Langlois
3.	Dermatologie	Dr Michel Jossay
4.	Diabète	Dr Marcel Jacques Chicouri
5.	La grossesse	Dr Philippe Vignal
6.	Le sommeil et les insomnies	Dr Alain Lazartigues
7.	Infarctus	Dr Jean Py
8.	Cholestérol	Dr Jean-Michel Daninos
9.	Migraines et maux de tête	Dr Alain Cornic
10.	Obésité, cellulite	Dr Marcel Jacques Chicouri
11.	Rhumatismes	Dr José Bacri
12.	Hypertension	Dr Jean Py Dr Alain Tugayé
13.	Troubles de la vie sexuelle	Dr Gérard Zwang Dr Henri Dermange
14.	Allergies	Dr Georges M. Halpern

Couverture : maquette TRACT
Mise en page et fabrication : J.-B. Duméril

ISBN 2 86 676 166 9

Sommaire

TABLE DES ILLUSTRATIONS

Introduction

Cinq millions d'hypertendus !

Cinq millions : c'est le nombre considérable, approximatif mais très probable, des hypertendus dans notre pays. Si l'on admet que l'hypertension est le facteur de risque numéro un des maladies cardio-vasculaires, avant l'hypercholestérolémie (excès de cholestérol) et le tabagisme, qu'elle est pratiquement responsable d'un accident cardiaque sur deux et de quatre attaques sur cinq, on se persuadera aisément qu'il faut la dépister et la traiter : car on dispose maintenant d'un important arsenal thérapeutique, capable de juguler la quasi totalité des hypertensions, quelle que soit leur sévérité. Encore faut-il que le trouble soit traité à temps, avant que les dégâts artériels ne soient irrémédiables.

Or, **près de la moitié des hypertendus ne sont pas traités,** ou le sont de façon inefficace. Pourquoi ? Pour toute une série de raisons :

1. *Toutes les hypertensions ne sont pas reconnues* malgré la mutliplication des examens de santé, notamment celles de l'enfant, de l'adolescent et de la femme :

— chez les premiers, parce que la pression artérielle n'est pas prise de façon assez systématique lors de tout examen, ou que l'on ne tient pas compte des normes, différentes de celles de l'adulte (une tension artérielle de 13/8,5 est anormale à 10 ans, mais normale à 30) ;

— chez les autres, parce qu'ils ne font pas l'objet d'examens systématiques.

2. *Toutes les hypertensions diagnostiquées ne sont pas traitées.*

— Parce qu'elles sont souvent variables, et que leurs variations font présumer — à tort — une origine « nerveuse » tenue pour bénigne : alors que toutes les hypertensions varient, selon les heures ou les jours, l'important étant que, même dans les valeurs « mineures », — entre 16/9,5 et 17/10,5 par exemple, — elles poursuivent leur lent mais inexorable travail de lésion des artères.

— Parce que le traitement est interrompu ou diminué dès que les chiffres sont rentrés dans les limites de la normale : « inutile de continuer à prendre des produits éventuellement dangereux puisque ma tension est redevenue normale ; il sera temps de voir si elle remonte ». On voit toujours ! L'hypertension réapparaît immanquablement au bout de quelques semaines, parfois plus tôt, mais le traitement n'est repris que six mois, un an, parfois plusieurs années après : un temps précieux est perdu pour les artères. C'est qu'on oublie que **l'hypertension ne se guérit pas,** dans la mesure où sa cause intime nous échappe dans plus de neuf cas sur dix ; mais **elle se corrige,** et c'est déjà un fantastique progrès que nos aînés immédiats n'ont pas connu : les complications vasculaires, et notamment les attaques, ne sont pas plus fréquentes chez les hypertendus traités que chez les sujets normaux, alors même que l'espérance de vie s'allonge : le jeu en vaut la chandelle.

En matière d'économie de la santé il faut préciser deux points :

— le bilan standard de l'hypertension s'est beaucoup simplifié avec une meilleure connaissance de la maladie et la constatation de la rareté des formes dites secondaires ;

— en revanche, le traitement médicamenteux à vie de tous les hypertendus représente une charge importante pour le budget de la santé. Mais cette notion doit être mise en balance avec les bénéfices du traitement : réduction des durées d'hospitalisation, des risques d'invalidité et de mort prématurée.

L'hypertension artérielle

Qu'est-ce que la pression artérielle ?

La tension artérielle (comme l'appellent à tort médecins et malades) est en fait une pression : celle qui règne dans les artères de la grande circulation, que l'on appelle « circulation systémique », par opposition à la petite circulation, ou « circulation pulmonaire ». La tension artérielle est, en fait, la pression nécessaire à la progression du sang dans les vaisseaux.

Cette pression, ou tension, comporte, comme chacun le sait, deux chiffres : la maxima et la minima. Pour comprendre leur signification il faut nous rappeler comment fonctionne le cœur.

I. Le système circulatoire

La circulation est un système en circuit fermé qui comporte une pompe, le cœur, et une infinité de tuyaux, les artères et les veines.

Le cœur

Le cœur est une pompe à double corps dont l'activité est discontinue, régulière et rythmée. Une cloison verticale étanche le sépare en deux parties appelées communément cœur droit et cœur gauche.

Chaque partie est composée de deux cavités, l'oreillette et le ventricule, communiquant par un orifice fermé par un clapet, ou valvule, qui ne permet la circulation du sang que dans un sens et l'empêche donc de refluer des ventricules dans les oreillettes.

L'oreillette droite reçoit le sang veineux de la grande circulation, amené par les veines caves ; de là, le sang passe dans le ventricule droit par l'orifice tricuspide. La contraction du ventricule droit le chasse dans l'artère pulmonaire et les poumons, où il va se recharger en oxygène. A la sortie des poumons, il est conduit à l'oreillette gauche par les veines pulmonaires. Ventricule droit, artères pulmonaires, veines pulmonaires et oreillette gauche forment la *petite circulation* ou *circulation pulmonaire.*

De **l'oreillette gauche** le sang passe dans le ventricule gauche par l'orifice mitral, fermé par la valvule du même nom. La contraction du ventricule gauche chasse alors le sang dans l'aorte et ses branches jusqu'aux capillaires. Le sang est ensuite ramené à l'oreillette droite par les veines caves. Ventricule gauche, aorte et veines caves forment la *grande circulation* ou *circulation systémique.*

Au total, 60 à 90 fois par minute, les deux ventricules se contractent simultanément pour éjecter le sang dans leur circulation respective : cette période s'appelle la *systole.* Quand les ventricules se sont vidés de leur contenu, ils se relâchent pour se remplir à nouveau passivement par le sang provenant des oreillettes : cette période de décontraction s'appelle la *diastole.*

La pression artérielle maxima ou **systolique** est celle que développe le ventricule gauche pour expulser le sang dans les artères. Cette pression est transmise à l'aorte, — avec laquelle il communique librement pendant la systole, — et à ses branches. Elle atteint environ 120 mm Hg ; en France, on a gardé l'habitude de l'exprimer en cm. Hg : on dit que la maxima est à 12.

La pression artérielle minima ou **diastolique** est celle qui règne dans les artères après la fin de l'éjection du ventricule gauche, pendant sa période de repos. Elle est d'environ 70 à 80 mm Hg : en centimètres de mercure cela fait 7 ou 8. Il y a deux chiffres parce que le cœur fonctionne en discontinu : la circulation est un flux pulsé (le « pouls » vient de là).

On s'est beaucoup attaché dans le passé à l'écart entre les deux chiffres de la pression, maxima et minima, c'est-à-dire à la différentielle. Théoriquement, le chiffre de la minima doit être égal à la moitié de la maxima plus 1 (ou + 10 mm. Hg). Si cet « indice » garde une valeur indicatrice dans le pronostic de certaines maladies du cœur, on ne lui reconnaît plus guère d'intérêt dans le domaine de l'hypertension artérielle. Ainsi vont les modes !

L'idéal serait de considérer la pression artérielle **moyenne,** plus proche de la pression effective des artères. Calculée en ajoutant au chiffre de la minima le tiers de la différentielle, elle se situe entre 10 et 11 (100 et 110 mm Hg). Des appareils permettent de la calculer avec précision de façon automatique.

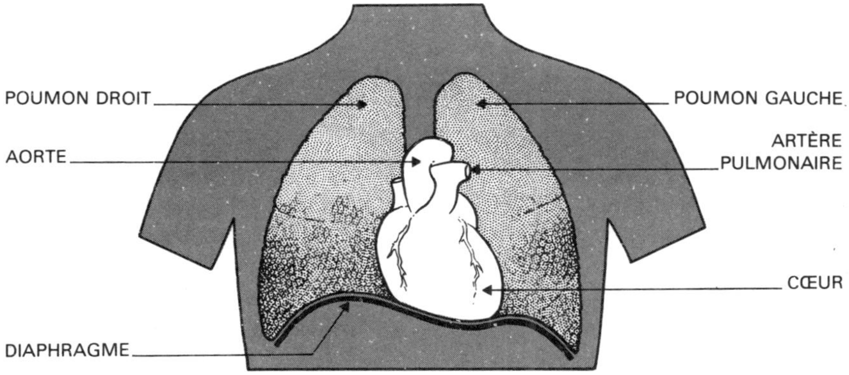

SITUATION DU CŒUR DANS LE THORAX

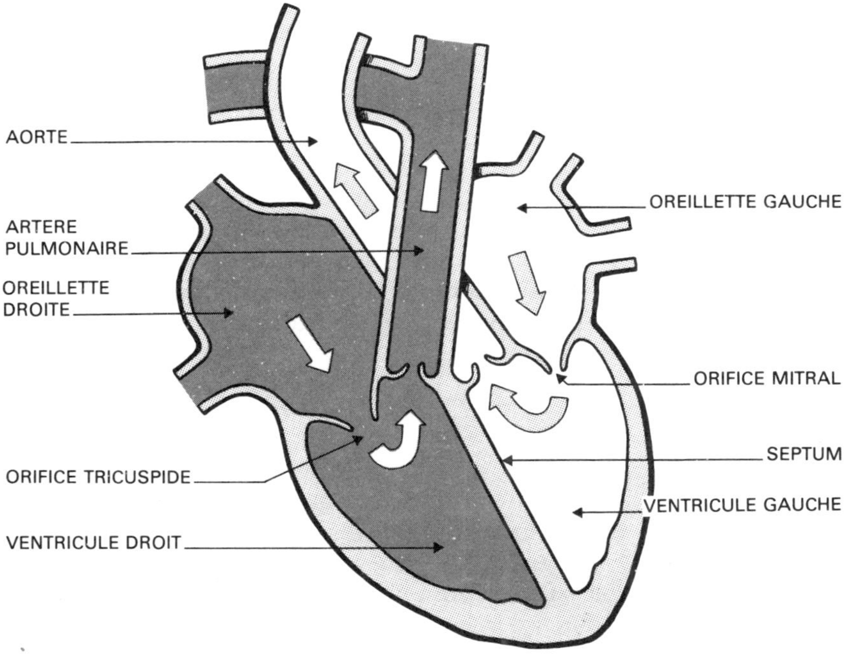

LES 4 CAVITES CARDIAQUES

(EN GRISE LE COEUR DROIT, EN BLANC LE COEUR GAUCHE)
LES OREILLETTES SE VIDENT DANS LES VENTRICULES,
LES VENTRICULES EJECTENT LE SANG DANS L'ARTERE PULMONAIRE VERS LES POUMONS,
ET DANS L'AORTE VERS LES TISSUS ET LES ORGANES

Les artères

Les artères sont chargées de conduire le sang vers les organes pour pourvoir à leurs besoins (cas des artères systémiques), ou le recharger lui-même en oxygène (cas de l'artère pulmonaire). Seules nous occupent ici les artères de la grande circulation.

La première, située à la sortie du ventricule gauche, et la plus grosse, est l'aorte ; elle mesure plusieurs centimètres de diamètre et décrit, peu après son origine, une crosse, en forme de manche de parapluie, avant de plonger dans le thorax puis dans l'abdomen.

Son orifice de sortie du ventricule gauche est pourvu d'une valvule qui empêche, pendant la diastole, le sang de refluer dans le ventricule gauche. Très élastique, elle reçoit la vigoureuse éjection du ventricule gauche qu'elle contribue à transmettre dans ses branches de division qui forment les artères des membres, du cerveau, des reins etc. De là, le sang pénètre dans une multitude de petites artères d'un diamètre de quelques mm : *les artérioles.* Celles-ci se divisent enfin en milliers de vaisseaux gros comme des cheveux : *les capillaires.*

II. Les trois paramètres de la pression artérielle

Trois facteurs déterminent la pression qui règne dans les artères : le débit cardiaque, la résistance des vaisseaux, le volume du sang circulant. Les deux premiers obéissent à la loi dite de Poiseuille : dans un système hydraulique branché sur une pompe, la pression du système est fonction du débit du liquide et de la résistance des tuyaux à l'écoulement. Dans la circulation cela donne l'équation :

Pression artérielle = Débit cardiaque x Résistance artérielle.

Une augmentation de la pression artérielle peut donc résulter, soit d'une augmentation du débit cardiaque, sans modification du calibre des artères, soit d'une diminution de leur diamètre, c'est-à-dire d'une augmentation de leur résistance, à débit constant. La loi nous apprend même que la pression varie comme l'inverse du rayon, à la quatrième puissance : ce qui signifie qu'une variation minime du calibre des artères est susceptible d'entraîner une importante variation de la pression.

Le troisième élément, le volume sanguin circulant (la volémie) dépend étroitement du fonctionnement du rein : c'est à son niveau que s'effectuent la filtration et la réabsorption de l'eau et du sel (l'eau suit toujours les mouvements du sel) en les adaptant aux besoins de l'organisme.

Dans le système circulatoire :

a/ Le débit cardiaque est la quantité de sang expulsée à chaque minute par les ventricules : chez un adulte de poids moyen au repos il est d'environ 5 litres. Son rôle dans la genèse de l'hypertension artérielle est secondaire et surtout marqué au stade du tout début, ou dans certaines hypertensions du sujet jeune.

b/ Le volume sanguin circulant est augmenté dans certaines maladies du rein qui exagèrent la réabsorption de l'eau et du sel.

c/ Les résistances des artérioles jouent le rôle principal dans la régulation de la pression artérielle. Elles opposent en effet une double résistance à l'écoulement du sang :

– une résistance passive, dûe aux forces de frottement contre les parois, à quoi s'ajoute la viscosité propre du sang ;

– une résistance active, en rapport avec ce qu'on appelle la *vasomotricité.* C'est la propriété qu'ont les artères de se contracter ou de se dilater selon les besoins des organes qu'elles irriguent. Il faut se souvenir en effet que les artères ne sont pas des tuyaux rigides ; elles sont pourvues de fibres élastiques et, surtout dans les artérioles, de véritables muscles circulaires qui vont pouvoir se contracter, rétrécissant ainsi la lumière de l'artère et élevant la pression (c'est la *vasoconstriction),* ou au contraire se relâcher, permettant à l'artère de se dilater (c'est la *vasodilatation).*

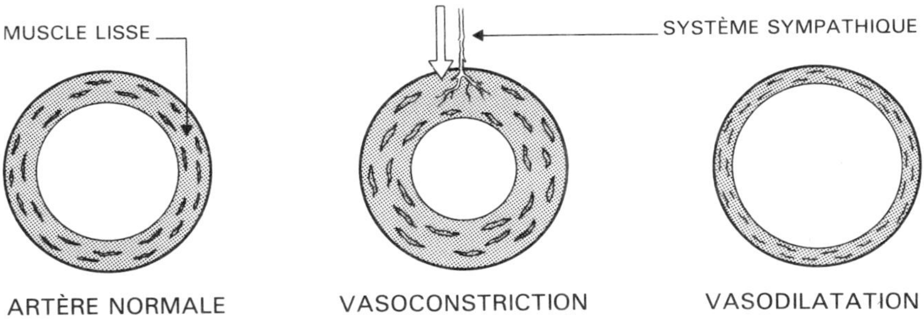

NOTION DE VASOMOTRICITÉ

LES PAROIS DES ARTÉRIOLES CONTIENNENT DU MUSCLE LISSE. SOUS L'INFLUENCE D'UNE STIMULATION DU SYSTÈME SYMPATHIQUE, ILS SE CONTRACTENT EN RÉTRÉCISSANT LA LUMIÈRE DE L'ARTÈRE : **VASOCONSTRICTION**. EN L'ABSENCE DE STIMULATION, LES MUSCLES SE RELÂCHENT, L'ARTÈRE S'ÉLARGIT : **VASODILATATION**

Débit cardiaque, volume sanguin circulant et résistances artériolaires varient constamment pour compenser les variations de la pression artérielle tout au long de la journée. Ces ajustements sont réglés par un système de contrôle perfectionné.

III. Contrôle des trois facteurs qui déterminent la pression artérielle

Plusieurs systèmes concourent à cette régulation : les deux principaux sont le système nerveux sympathique et le système rénine-angiotensine.

Le système nerveux sympathique est la composante essentielle du système nerveux autonome, c'est-à-dire non soumis à la volonté. C'est lui qui règle la fréquence de notre cœur, les contractions de notre estomac, et les mouvements de la plupart de nos organes (à l'exception des muscles). Son excitation accélère le cœur (augmentant par là même le débit cardiaque) et contracte les artérioles. Son blocage produit l'effet inverse. En cas de baisse de la pression artérielle, c'est la première action qui prévaut ; en cas d'élévation, c'est l'inverse.

Ce système est mis en branle par des détecteurs de pression, appelés *barorécepteurs,* situés dans l'aorte et ses branches carotides. Ce « manomètre » est relié au bulbe rachidien, à la base du cerveau, où siège le centre vasomoteur. Quand la pression artérielle varie, des incitations lui sont transmises ; il excite alors les nerfs sympathiques qui agissent sur la fréquence cardiaque et les résistances des artères pour corriger la variation de pression.

Le système nerveux sympathique forme ainsi une véritable boucle de régulation. Il intervient surtout pour corriger les variations rapides de la pression artérielle dans la vie courante, par exemple en cas d'effort,

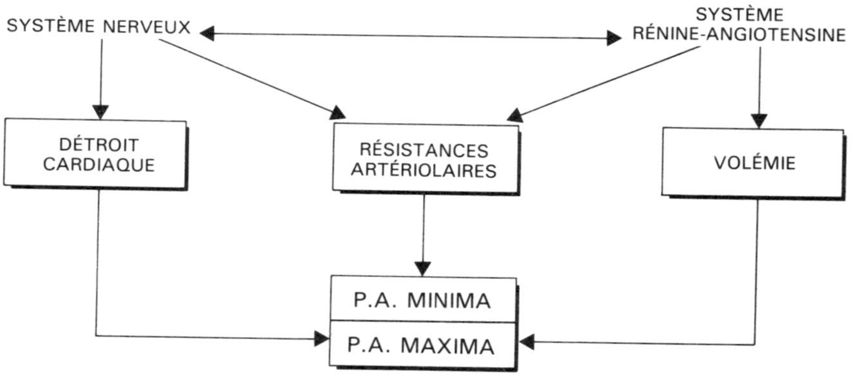

LES TROIS FACTEURS DE LA PRESSION ARTÉRIELLE ET LEURS SYSTÈMES DE CONTRÔLE

d'émotion, ou de passage de la position couchée à la position debout. Son action est à la fois directe, par les terminaisons sympathiques situées dans la paroi des vaisseaux, et indirecte, en provoquant la sécrétion par les glandes surrénales d'hormones, dérivées de l'adrénaline (appelées catécholamines) qui ont la même action que l'excitation des nerfs sympathiques.

Le système rénine-angiotensine joue un rôle de premier plan dans la régulation de la pression artérielle. C'est un système hormonal, qui agit donc par voie sanguine à la fois sur les résistances des artérioles et sur le volume sanguin.

La rénine est une enzyme secrétée par le rein au niveau de sa partie vasculaire appelée glomérule. (Une enzyme est une substance agissant à doses infimes, qui stimule et accélère les réactions chimiques). Sa libération déclenche une réaction en chaîne, en activant *l'angiotensine* présente dans le sang à l'état inactif. Il y a, en fait, deux angiotensines : l'angiotensine I, et l'angiotensine II. La transformation d'angiotensine I en angiotensine II dépend d'une autre enzyme appelée « enzyme de conversion ». (Nous aurons l'occasion d'en reparler au chapitre « Traitement »).

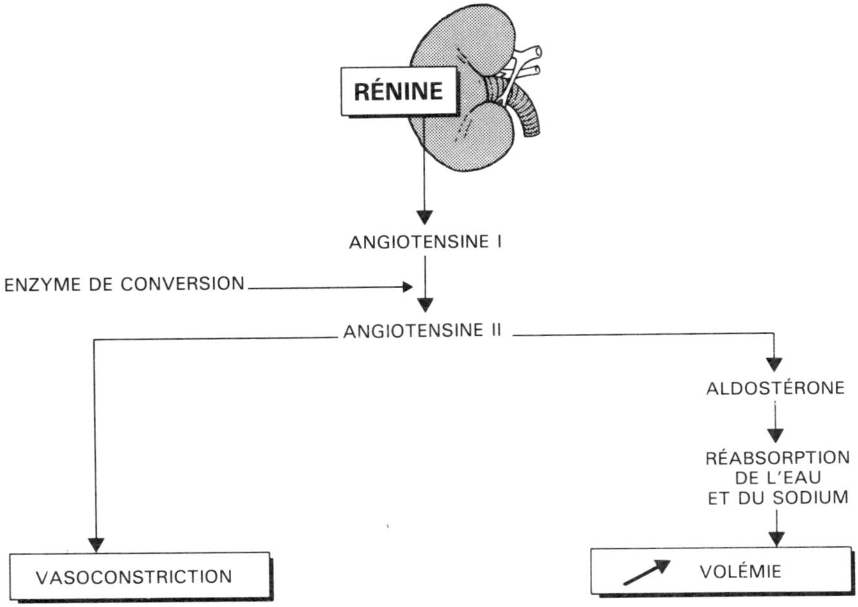

LE SYSTÈME RÉNINE-ANGIOTENSINE-ALDOSTÉRONE

LA SÉCRÉTION DE RÉNINE ABOUTIT À UNE VASOCONSTRICTION ET À UNE AUGMENTATION DE LA VOLÉMIE (VOLUME SANGUIN)

L'angiotensine II a une double action :

— directe, sur les vaisseaux, en provoquant une vasoconstriction intense : c'est le plus puissant des agents vasoconstricteurs connus ;

— indirecte, sur les glandes surrénales (accolées aux sommets des deux reins) en libérant une hormone appelée *aldostérone*. L'aldostérone est l'hormone de l'eau et du sel ; c'est elle qui règle, au niveau du tube rénal, la réabsorption du sodium. Chaque fois que la pression baisse dans l'artère rénale ou que les pertes de sodium par voie urinaire sont trop élevées, la rénine est sécrétée. Elle entraîne à son tour, par l'intermédiaire de l'angiotensine, la sécrétion d'aldostérone — qui augmente la réabsorption d'eau et de sodium et par conséquent le volume sanguin circulant — et une vasoconstriction artériolaire. La mise en branle de ce système est beaucoup plus lente et son action plus durable que celle du système nerveux sympathique : c'est une régulation à long terme.

Les deux systèmes s'influencent d'ailleurs réciproquement en se complétant : la rénine stimule le système nerveux sympathique au niveau des centres nerveux tandis que le système sympathique est un des agents déclenchants possibles de la sécrétion de rénine.

Deux autres systèmes hormonaux, de moindre importance et de connaissance encore imparfaite, complètent le système rénine-angiotensine :

— **le système kallicréine-kinine** (la kallicréine est l'enzyme et la kinine l'hormone, présentes dans plusieurs organes) est uniquement vasodilatateur ;

— le sont de même les substances appelées **prostaglandines** présentes dans un grand nombre d'organes et pourvues de nombreuses capacités encore imparfaitement élucidées. Ces deux systèmes paraissent jouer surtout dans la régulation des pressions artérielles locales.

Il est tentant d'imaginer que le dérèglement de ces différents systèmes de contrôle peut expliquer la plupart des hypertensions artérielles : il n'en n'est rien. Si leur rôle dans certaines hypertensions dites « secondaires » est incontestable, dans la plupart des hypertensions « essentielles » (c'est-à-dire sans cause décelable) c'est ailleurs que l'on doit chercher le pourquoi.

Quand est-on hypertendu ?

I. Quelle est la pression artérielle normale ?

A partir de quels chiffres parle-t-on d'hypertension artérielle ? La réponse devrait être simple : on connaît par exemple les chiffres normaux et anormaux du taux de sucre ou d'urée dans le sang, de la fréquence cardiaque ou du poids du cœur. Il n'en n'est pas de même pour l'hypertension artérielle. Les limites de la pression artérielle normale ont été à ce point discutées qu'un médecin humoriste (anglo-saxon évidemment) a pu écrire : « Vous êtes hypertendu quand votre médecin vous dit que votre pression artérielle est anormale ».

La raison de ces difficultés est que l'hypertension artérielle n'est pas une donnée qualitative, comme un gros foie ou un souffle cardiaque. C'est une donnée quantitative portant sur une *grandeur variable* : c'est, en fait, l'anomalie d'une donnée circulatoire. On a donc décidé de considérer comme anormaux les chiffres pour lesquels l'étude d'un grand nombre de sujets — ce qu'on appelle l'épidémiologie — a montré que la fréquence des complications cardio-vasculaires était telle qu'un traitement devrait être mis en œuvre, malgré ses servitudes et son coût.

L'épidémiologie, et notamment les statistiques des Compagnies d'Assurances, ont mis en évidence, en effet, un fait essentiel : il n'y a pas dans une population deux groupes : d'un côté celui des hypertendus, de l'autre celui des sujets à pression artérielle normale. En fait, le risque cardio-vasculaire augmente progressivement, sans discontinuité, avec l'élévation de la pression artérielle. Autrement dit, il n'y a pas de zone de sécurité et de zone de risque mais un risque croissant avec l'importance des chiffres.

De plus, *la pression artérielle n'est pas fixe,* non seulement d'un sujet à l'autre, mais même chez un sujet donné.

II. Variations de la pression artérielle normale

La pression artérielle varie : elle s'élève au cours de l'effort (la pression maxima peut alors atteintre 28 cm (280 mm Hg), sous l'effet de l'émotion ou du froid. Elle diminue au cours de la grossesse et, bizarrement, au cours des consultations successives : on admet que sur 100 sujets dépistés comme hypertendus par une première mesure, un tiers seulement le restera à la troisième consultation.

La pression artérielle systolique augmente progressivement avec l'âge, en moyenne de 1,5 cm (15 mm) tous les 10 ans. Elle varie surtout avec *les moments de la journée :* très basse à 3 heures du matin, (souvent au-dessous de 9 : 90 mm Hg), elle s'élève progressivement jusqu'à 7 heures, puis rapidement entre 7 et 9 heures, pour atteindre son chiffre le plus élevé à 9 heures (et non pas après déjeuner, comme on le croit communément). Elle s'abaisse ensuite progressivement au cours de la journée, surtout à partir de 19 heures, et au début de la nuit. Ce rythme circadien répond d'ailleurs à des variations du débit cardiaque, de la sécrétion d'aldostérone et des résistances périphériques tout au long des 24 heures. C'est pourquoi il est essentiel, pour décider si un sujet est, ou non, hypertendu, de mesurer sa pression artérielle dans des circonstances précises et selon un protocole bien établi. Il appartenait à l'OMS (Organisation Mondiale de la Santé) de définir des normes universellement admises. Ses experts ont recommandé en 1959 de retenir comme anormale *toute pression artérielle supérieure ou égale à 16 (160 mm Hg) pour la maxima et 9,5 (95 mm Hg) pour la minima,* chez l'adulte entre 20 et 60 ans, dans les conditions de mesure qui sont précisées ci-après.

III. Comment mesurer la pression artérielle

On peut mesure la pression artérielle de diverses manières que l'on n'utilise pas toutes systématiquement : au repos, debout, à l'effort, et de façon continue pendant plusieurs heures.

a/ au repos. C'est la procédure habituelle du premier examen : la pression artérielle doit être prise chez un sujet au repos allongé, rassuré et au calme depuis au moins 5 minutes. (Il est en effet fréquent, si l'on mesure la pression dès que le sujet est couché, de trouver une maxima anormale, alors que la minima est normale : 5 minutes après, la maxima est revenue à la normale). La pression est mesurée aux deux bras, la prise du pouls permettant de juger du degré d'émotivité. (La constatation d'un pouls rapide invite à prolonger le repos de quelques minutes avant de vérifier à nouveau la pression).

Par la suite, on pourra se contenter de prendre la pression artérielle à un seul bras, toujours après 5 minutes de repos couché, si elle a été trouvée égale aux deux bras au premier examen.

b/ en position debout (orthostatisme). Cette mesure doit être faite systématiquement. La tension est prise au bout de 2 minutes. Chez le sujet normal elle varie peu : on observe parfois une discrète baisse de la maxima et une légère élévation de la minima. Chez le patient soumis à un traitement hypotenseur, la pression artérielle debout permet de déceler les chutes de pression exagérées, plus fréquentes avec certains traitements.

En position assise, on obtient des chiffres intermédiaires entre la position couchée et la position debout.

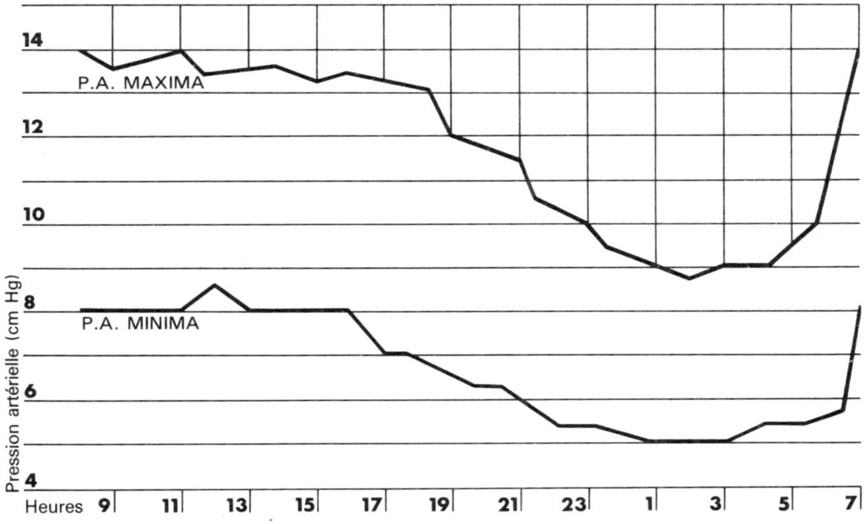

COURBES DES VARIATIONS DE LA PRESSION ARTÉRIELLE AU COURS DES 24 HEURES, CHEZ DES SUJETS NORMO-TENDUS

ON REMARQUERA UNE CHUTE IMPORTANTE PENDANT LA NUIT ET UNE REMONTÉE RAPIDE A PARTIR DE 3 HEURES DU MATIN *c/ La pression artérielle à l'effort.* Elle est mesurée seulement dans certains cas particuliers, soit d'hypertension limite, soit d'hypertension confirmée, pour vérifier l'efficacité du traitement. L'épreuve d'effort est réalisée dans les mêmes conditions que pour déceler l'insuffisance coronarienne : on utilise une bicyclette dite ergométrique, munie d'un frein qui augmente progressivement l'effort fourni et provoque une augmentation de la fréquence cardiaque. Le but est d'atteindre une fréquence en rapport avec l'âge (elle doit être théoriquement de 220 moins l'âge en années). Chez tout individu, la pression artérielle augmente normalement avec l'effort. Chez un adulte, elle ne doit pas dépasser 28 cm au maximum de l'effort.

d/ La mesure automatique de la pression artérielle permet de suivre la *courbe* de pression pendant plusieurs heures, ce qui soustrait le sujet aux variations induites par l'émotion, la présence du médecin, voire du spécialiste. (Nous connaissons tous ces patients qui ont une pression artérielle normale chez leur médecin et toujours anormale chez le cardiologue). Elle évite les imprécisions inhérentes à une ou deux mesures. Il est certain que ce type de mesure est l'idéal. Mais la prise sur 24 h par un appareil portatif reste pour l'instant, en raison de la complexité de l'appareillage, du domaine de la recherche.

Dans tous les cas on conseillera au sujet d'éviter de boire du café ou de fumer dans l'heure qui précède, et de ne pas utiliser de décongestionnants locaux, (par exemple en cas de rhume), toutes choses qui sont susceptibles d'élever momentanément la tension.

Les appareils à tension

Ils comportent : un manomètre, un brassard gonflable au moyen d'une poire ou de tout autre système de pression, un stéthoscope pour la prise de la pression par la méthode auscultatoire.

— *Les manomètres* peuvent être soit à colonne de mercure, – ce sont les plus fidèles — soit « anéroïdes ».

Les premiers fonctionnent sur le principe simple de l'équilibre entre le liquide et la pression. Le long tube de verre qui forme l'échelle de mesure est une partie d'un système en U contenant le mercure. Quand la pression augmente dans l'appareil, le mercure monte dans l'échelle sur laquelle on peut lire la pression, en général en mm. Le zéro visible de la colonne de mercure permet de vérifier immédiatement la précision de l'instrument.

Le manomètre anéroïde comporte un système de disques formant une chambre à air comprimé semblable à un soufflet. Ce sont les mouvements de cette chambre sous l'influence de l'augmentation de pression qui sont transmis à l'aiguille du manomètre, gradué en centimètres de mercure. Ces appareils sont les plus utilisés en pratique courante, mais il faut les étalonner régulièrement pour éviter leur dérèglage.

— *Le brassard* doit correspondre à certaines normes : il doit couvrir les deux tiers de la largeur du bras sous peine de chiffres faussement élevés. En général, on se sert d'un brassard d'une largeur de 12,5 cm. Chez les obèses ou les sujets très musclés il sera parfois nécessaire d'employer des brassards spéciaux, de 14 à 15 cm de large. Chez l'enfant, on se sert d'un brassard plus petit.

En longueur, le brassard doit couvrir les 3/4 de la circonférence du bras.

Le stéthoscope

Il y a une grande variété de stéthoscopes dans le commerce ; il n'est pas nécessaire pour prendre la tension d'en acheter un très perfectionné ; il faut le choisir assez plat pour pouvoir le glisser sous le brassard en regard de l'artère, et veiller à ce que les embouts auriculaires soient bien adaptés aux oreilles pour éviter la pénétration d'air.

Faut-il prendre soi-même sa tension ? Ces dernières années ont vu apparaître de nombreux appareils, destinés aux particuliers et permettant de prendre soi-même sa tension. Cette « auto-mesure tensionnelle » est intéressante dans la mesure où elle permet à chacun de vérifier fréquemment sa pression artérielle dans les conditions de la vie courante, au calme, et de façon régulière. Ainsi élimine-t-on certains facteurs de variation touchant à l'heure de la prise, à la présence du médecin, à l'énervement dû aux embouteillages etc.

Les appareils mis en vente sont en général d'un maniement facile. Certains nécessitent l'achat d'un stéthoscope ; chez d'autres, le stéthoscope est incorporé au brassard ; les appareils électroniques comportent un affichage des chiffres ou même la production d'un signal au passage de la maxima et de la minima. Pour séduisants qu'ils soient, ils demandent à être étalonnés périodiquement. Il semble, à l'usage, que les appareils les plus simples soient les plus fiables et que les appareils à mercure soient dans ce cas.

Les conseils que l'on peut donner sont finalement les suivants :

1. Obtenez l'accord de votre médecin et soumettez-lui votre appareil tous les six mois pour contrôler sa fidélité ; faites-le réviser par le fabricant au moins une fois par an.

2. Gardez les différentes pièces — tuyaux, poire, brassard — en bon état, ainsi que le stéthoscope.

3. Après les premières semaines, contrôlez votre tension une ou deux fois par mois, c'est suffisant.

4. Notez les résultats sur un carnet en vous inspirant du diagramme ci-après.

DATE	HEURE	PA max. min.	MÉDICAMENTS

Technique de mesure de la pression artérielle

Le brassard est mis en place, le bras à l'horizontale, 2 à 3 cm au-dessus du pli du coude, assez haut pour laisser la place du stéthoscope que l'on applique sur l'artère humérale, en dedans du tendon du biceps, bien perçu au milieu de la saignée. Il doit être suffisamment serré, sous peine de le voir céder au moment du gonflement de la poche, qui n'appliquera plus fermement sur l'artère, ou d'obtenir une fausse pression maximale. On gonfle ensuite rapidement à une pression supérieure à 20 cm (200 mm). Puis on dégonfle progressivement, de 5 mm Hg toutes les 2 secondes : c'est pendant cette déflation que Korotkoff a décrit, dès 1905, *les cinq phases de modification des bruits* perçus à l'auscultation de l'artère humérale :

— **la phase I** est celle de l'apparition soudaine des premiers bruits. Le chiffre inscrit sur le cadran de l'appareil à ce moment est celui de la *pression maxima ;*

— **la phase II** est marquée par des bruits plus intenses et plus longs, un peu soufflants ;

— **à la phase III** les bruits sont intenses et brefs ;

— **la phase IV** voit une brusque diminution d'intensité des bruits, qui s'assourdissent ;

— **à la phase V** tout bruit disparaît. On admet alors que la pression du brassard équilibre la pression de l'artère : c'est la *minima.*

Combien de lectures nécessite une bonne prise de la pression artérielle ? Lors du premier examen, et si la pression est au-dessus de 16/10, il faut prendre la tension à deux ou trois reprises séparées d'une minute. Les fois suivantes, on se contentera d'une seule lecture.

Combien de mesures ? Etant donné la variabilité de la pression artérielle, il est admis qu'on ne peut porter le diagnostic d'hypertension que si des chiffres anormaux sont retrouvés à *trois mesures successives* pratiquées à quelques semaines d'intervalles.

Au total :

Vous êtes hypertendu si votre pression artérielle, prise dans des conditions précises, atteint ou dépasse 16/9,5 (160/95) à trois reprises consécutives.

— **Vous êtes normo tendu** (c'est-à-dire que votre pression artérielle est « vraiment » normale) si vous êtes à 14/9 (140/90) ou au-dessous.

— Entre 14/9 et 16/9,5, on parle « **d'hypertension artérielle limite** ».

IV. Degré de sévérité et fréquence de l'hypertension

De la maxima ou de la minima, quel est le chiffre le plus important pour décider du degré de sévérité ? Les deux chiffres sont d'importance égale, mais la minima a un avantage : elle est beaucoup moins sujette à variation ; c'est pourquoi on l'a retenue pour classer les hypertensions artérielles en :

— **modérée** si la minima est située entre 9,5 et 10,5 (95 et 105 mm) ;

— **moyenne,** quand elle se situe entre 10,5 et 11,5 (105 et 115 mm) ;

— **sévère,** si elle dépasse 11,5 (115 mm) ;

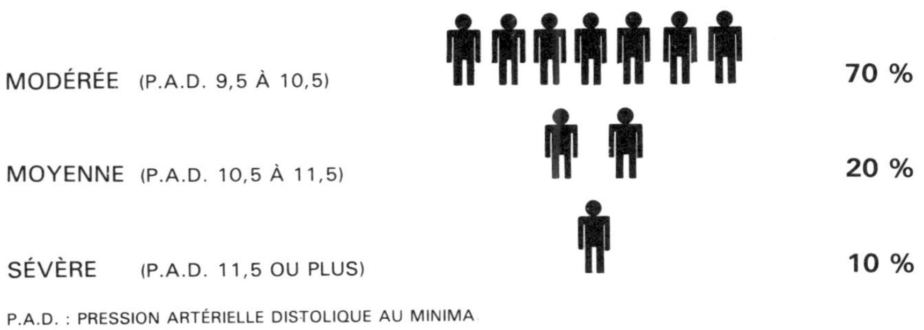

HYPERTENSION ET DEGRÉ DE SÉVÉRITÉ

La plupart des hypertensions sont modérées (70 %) ou moyennes (20 %) ; 80 % correspondent à une pression systolique inférieure ou égale à 17. (170).

Dans les limites définies ci-dessus, on peut apporter, sur la *fréquence de l'hypertension,* les précisions suivantes :

— l'hypertension est *rare avant 30 ans,* surtout chez la femme : elle frappe environ 5 % des hommes et 1 % seulement des femmes ;

— elle augmente au cours de la vie dans les pays occidentaux pour atteindre environ *10 % des adultes des deux sexes* à 50 ans ;

— à partir de 50 ans, elle est plus fréquente chez la femme : *à 60 ans, 40 % des femmes et 25 % des hommes sont hypertendus ;*

— au total, l'hypertension frappe environ 10 à 12 % de la population adulte, entre 20 et 65 ans, et 18 % de la population globale : *il y a en France plusieurs millions d'hypertendus.*

L'épidémiologie a montré que les sujets restent, au long de leur existence, dans les mêmes tranches de tension : ceux qui ont les chiffres les plus bas à 25 ans ont également la tension la plus basse à 50 ans ; de même, les futurs hypertendus se recrutent parmi ceux qui étaient dans les valeurs supérieures de la normale à l'âge d'adulte jeune.

Pourquoi est-on hypertendu ?

Question d'importance cent fois posée aux médecins... et non définitivement résolue. Il faut le reconnaître : les mécanismes intimes de l'hypertension sont encore imparfaitement élucidés. Dans un petit nombre de cas (5 %) la réponse est facile : on découvre à l'élévation tensionnelle une cause, rénale le plus souvent, plus rarement surrénale ou médicamenteuse : ce sont les *hypertensions secondaires.* On pourra les supprimer définitivement en traitant la cause ; nous y consacrons tout un chapitre.

Mais le plus souvent, aucune cause unique et définie n'est trouvée : ce sont les hypertensions dites *essentielles* ou *primitives.*

Les travaux de ces dernières années ont pourtant précisé deux points importants : la notion d'une très probable hérédité (« ne fait pas d'hypertension qui veut ») et le rôle essentiel d'un certain nombre de facteurs d'environnement, au premier rang desquels se place l'apport salé. Mais bien des interrogations subsistent : c'est que la pression artérielle est la conséquence finale d'une cascade d'ajustements, étroitement liés les uns aux autres, et sans cesse en mouvement. Nous avons brièvement évoqué les principaux d'entre eux ; quand se constitue une hypertension, une réaction en chaîne se déclenche parmi les mécanismes compensateurs, tendant à annuler les perturbations qui ont causé la montée de pression, mais impuissants à contrôler l'hypertension elle-même, qui se pérennise.

L'hypertension est-elle héréditaire ?

Il y a de nombreuses raisons de penser qu'elle reflète chez l'homme un trait génétique. L'étude des populations, celle, notamment, qui porte sur les enfants de parents hypertendus va dans ce sens : dès les premiers jours de la vie, on a trouvé une pression artérielle anormale chez les nouveaux-nés de parents hypertendus ; l'étude des jumeaux est venue confirmer le fait : même séparés dès l'enfance, ils se montrent capables de développer une hypertension s'ils sont nés dans une famille où la pression artérielle est anormale. En revanche, les enfants adoptés par de telles familles restent normotendus ; ce qui réduit fortement la portée de l'argumentation privilégiant, dans de tels cas, les facteurs d'environnement et les habitudes alimentaires.

L'expérimentation animale confirme, par ailleurs, les données de l'épidémiologie. Pour étudier plus facilement les mécanismes de l'hérédité en matière d'hypertension, on a créé des races d'animaux génétiquement hypertendus : pour ce faire, on croise les individus dont la pression artérielle est la plus haute ; après un certain nombre de générations, on obtient des animaux hypertendus dès la naissance. Il reste à identifier les anomalies capables de déclencher le processus d'élévation tensionnelle : nous en parlerons plus loin. Le mode de transmission est encore mal connu : on a tout lieu d'incriminer l'intervention de plusieurs gènes.

Le rôle des facteurs d'environnement : le sel

Un certain nombre de ces facteurs sont favorisants : l'obésité, « le stress », la personnalité, l'alcool, sont parfois mis en cause, mais *le premier rôle revient au sel.*

L'apport en sel serait le facteur déterminant capable, sur un terrain prédisposé, de déclencher une hypertension, comme le suggère une impressionnante série d'arguments :

— **Epidémiologiques.** L'épidémiologie géographique étudie la fréquence de l'hypertension dans différentes populations :

• La pression artérielle est faible dans les communautés où l'apport quotidien de sodium est inférieur à 3 grammes ; de plus, chez elles, l'hypertension n'augmente pas avec l'âge, ce qui prouve que cette augmentation n'est pas inéluctable. Quand ces sujets migrent dans une région où l'alimentation est plus riche en sel, leur pression artérielle s'élève en conséquence.

• Dans certains pays comme le Japon, il existe, dans la répartition de l'hypertension, des différences régionales notables, qui se calquent sur le degré de consommation en sel des populations concernées : dans le Nord où l'ingestion de sel est importante en raison d'une alimentation riche en poisson, la proportion d'hypertendus est plus forte que dans le Sud. On pourrait apporter cent autres exemples : les indigènes Sanburu, enrôlés dans l'armée kenyane modifient leurs habitudes alimentaires et augmentent leur consommation de sel ; on voit alors leur pression artérielle s'élever de façon simultanée.

• **Diététiques :** les enfants nourris au sein ont une pression artérielle plus basse que les enfants nourris au biberon ; or, le lait maternel contient six fois moins de sel que le lait artificiel.

• **Thérapeutiques :** le régime sans sel ou les diurétiques sont un des traitements capables de faire baisser la pression artérielle ; à l'inverse, un régime hyper-salé élève rapidement la tension moyenne de 9 mm Hg chez les hypertendus limites, alors qu'il ne produit aucun effet chez les normotendus.

Par quel mécanisme agit le sel ?

Son action néfaste peut se faire sentir à plusieurs niveaux. Tous aboutissent à une augmentation des résistances périphériques, facteur essentiel de l'élévation de la pression artérielle alors que les deux autres paramètres, — débit cardiaque et volémie —, ne jouent qu'un rôle épisodique et contingent.

1. Il augmente la volémie et le débit cardiaque ; cette augmentation, à elle seule, peut entraîner un état de vaso-constriction réflexe des artérioles, y compris des artérioles rénales, provoquant une ischémie qui, à son tour, perturbe l'élimination rénale du sodium.

2. Il augmente la sensibilité des parois artériolaires à l'angiotensine et aux catécholamines, ce qui a été prouvé par l'expérimentation.

3. Il augmente la teneur en sodium de la paroi de l'artère ; il en résulte un gonflement cellulaire qui rétrécit le diamètre interne des artères, et une modification des transferts de sodium et de calcium à travers la membrane cellulaire. Or, le calcium est le « détonateur » de la contraction des cellules musculaires lisses ; retenu trop longtemps à l'intérieur de la cellule, il la maintiendrait en état de contraction permanente.

Pourquoi l'hypertendu est-il intolérant au sel ?

C'est ici qu'intervient l'hérédité. Cette anomalie des transferts membranaires serait génétiquement programmée, comme semblent le montrer des travaux récents : elle a été retrouvée dans les globules rouges des hypertendus alors qu'elle n'est pas rencontrée dans les hypertensions secondaires.

Le rôle du rein

Nous verrons plus loin le rôle considérable que joue l'augmentation de la rénine dans l'hypertension secondaire par ischémie rénale. Le système rénine-angiotensine-aldostérone joue-t-il un rôle dans l'hypertension essentielle ?

Ce n'est pas sûr : les taux de rénine dans le sang ne sont élevés que dans 20 % de ces hypertensions ; ils sont normaux ou bas dans les autres cas. En revanche, le rôle du rein a été invoqué dans sa fonction de l'élimination du sel : il y aurait dans l'hypertension essentielle un trouble génétique de la réabsorption du sodium ; l'hypertension résulterait alors d'un phénomène compensateur, nécessaire à l'élimination du sel par un rein fonctionnellement déficient.

Autres facteurs favorisants

a/ D'autres électrolytes que le sodium ont été incriminés. C'est le cas du **potassium** (les régimes riches en potassium favoriseraient la baisse de la pression artérielle), du **cadmium** (qui au contraire favoriserait l'hypertension).

b/ **L'excès de poids.** La fréquence plus élevée de l'hypertension artérielle chez les obèses est démontrée. Dans l'étude épidémiologique dite de Framingham (petite ville américaine), le risque de développer une hypertension apparaît dix fois plus grand lorsque le surpoids atteint ou dépasse de 20 % le poids idéal. Inversement, l'amaigrissement favorise la correction de l'hypertension. Cette relation obésité-hypertension est indépendante de la consommation de sel. Elle est particulièrement flagrante dans l'hypertension essentielle juvénile. Mais le mécanisme qui provoque l'hypertension chez les obèses est totalement inconnu.

c/ **L'alcool** paraît favoriser la fréquence de l'hypertension et l'augmentation de la pression artérielle systolique. Le retour de cette pression à la normale en cas d'abstinence prolongée donne à penser que son élévation sous l'effet de l'alcool n'est pas définitive.

d/ **L'exercice musculaire** facilite la baisse de la pression artérielle, indépendamment de la baisse du poids.

e/ Enfin, pour **le café,** plusieurs études montrent qu'il influe sur le rythme cardiaque et la sécrétion de rénine, mais son action à long terme dans l'hypertension artérielle reste à établir.

Et l'hypertension « nerveuse » ?

On parle couramment « d'hypertension nerveuse » et beaucoup d'hypertendus invoquent les « stress » pour expliquer leur hypertension. Expérimentalement, il est possible de mettre en évidence une élévation de la pression artérielle sous l'influence d'agressions.

Lorsque des souris mâles et femelles, habituées à vivre isolément, sont réunies, elles luttent entre elles pour la nourriture et l'activité sexuelle. Deux jours après le début de l'expérience, la pression artérielle s'élève, entraînant un retentissement cardio-vasculaire, et cette élévation persiste deux mois après l'arrêt de l'expérience. Il est difficile de transposer ces résultats chez l'homme.

On peut se demander, néanmoins, s'il n'existe pas une personnalité propre à l'hypertendu, qui représenterait un facteur de risque supplémentaire au même titre que les facteurs génétiques ou diététiques.

Le profil de l'hypertendu

Plusieurs auteurs ont mis en évidence l'existence de perturbations psychologiques chez les hypertendus : incapacité à intégrer les effets des contraintes psychiques, agressivité refoulée, anxiété, sentiment de culpabilité. En bref, l'hypertension se présenterait comme une maladie de l'adaptation, l'hypertendu ne pouvant exprimer toutes ses émotions. C'est ainsi que quatre types psychologiques ont été décrits chez les hypertendus :

• Les « tout va bien » (43 %), peu anxieux et peu émotifs, mais s'adaptant mal aux changements.

• Les hyper-actifs, très émotifs, souvent en conflit avec l'entourage, de sorte que le bon équlibre de leur vie dépend d'un environnement sécurisant.

• Les dépressifs, qui ne représentent que 10 %.

• Enfin les « dynamiques adaptés », actifs dans leur vie socio- professionnelle et qui ont une bonne capacité d'intégration.

Facteurs socio-professionnels

Les études épidémiologiques ont mis en évidence le rôle des conditions socio-économiques et de l'environnement professionnel.

Les populations urbaines paraissent avoir des niveaux de pression artérielle et de mortalité liés à la maladie hypertensive plus élevés que les populations rurales. Mais les recherches sur le rôle de *l'activité professionnelle* ont donné des résultats discordants : pour certains, il y a prédominance de l'hypertension dans les professions libérales ou « qualifiées » ; pour d'autres, il y aurait prévalence chez les travailleurs de force et les employés. Les conditions pénibles de l'activité professionnelle, par exemple le travail en milieu bruyant, sont probablement aussi un facteur favorisant.

Au point de vue socio-économique, l'hypertension serait plus fréquente lorsque le niveau d'éducation ou le niveau de vie sont inférieurs ; les changements culturels, sociaux et professionnels rapides pourraient avoir des effets défavorables, mais il est difficile d'analyser les mécanismes en cause dans la mesure où ceux-ci sont complexes (stress liés aux modifications d'activité mais aussi variations du mode alimentaire).

*
* *

Finalement, **on peut concevoir l'hypertension essentielle comme la rencontre d'un terrain prédisposé et d'éléments déclenchants.** Pour développer une hypertension, il faudrait présenter : d'une part une prédisposition génétique, d'autre part des facteurs favorisants, au premier rang desquels figurerait la consommation de sel. La découverte d'une anomalie des membranes cellulaires, consistant en une incapacité à éliminer le sel de la cellule, fournit l'exemple d'un « marqueur génétique » de l'hypertension qui pourrait, à l'avenir, se montrer important dans le dépistage des sujets « à risque ». Sur un tel terrain, la survenue d'autres éléments, comme l'excès de poids, voire une personnalité particulière, servirait de révélateur.

Dans l'impossibilité de jouer sur les facteurs héréditaires, la prévention de l'hypertension devra s'efforcer de corriger à tout prix les facteurs liés à l'environnement : ce n'est pas le plus facile.

Conséquences de l'hypertension artérielle

L'hypertension provoque une usure prématurée des artères en soumettant leurs parois à des forces de tiraillement anormales. Par ces lésions, elle va entraîner de redoutables complications au niveau des organes vitaux : cerveau, cœur, reins. Pour les comprendre, il faut connaître la structure intime des artères.

Comment sont faites les artères

Les parois des artères comprennent trois couches de texture différente, trois « tuniques » :

— *la tunique interne,* celle qui est en contact avec le sang, est appelée *intima.* Elle est surtout composée d'une assise de cellules, dites endothéliales, sorte de barrière qui ne laisse filtrer que certains composants du sang ;

— *la tunique moyenne* ou *« média »* est surtout musculaire. Les cellules musculaires lisses qu'elle contient jouent un double rôle : en se contractant ou en se relâchant elles vont régler le calibre des artères ; ce sont les cellules de la vasomotricité. Elles interviennent aussi dans la transformation de nombreuses substances, filtrées par l'intima, notamment le cholestérol : ce sont les cellules de la média qui assurent sa dégradation, son stockage et sa libération suivant les besoins de l'organisme ;

— *La tunique externe* ne joue qu'un rôle d'enveloppe ; elle n'est pas intéressée par l'hypertension artérielle.

Comment l'hypertension lèse-t-elle les artères ?

De manière différente selon leur calibre :

— *Les artérioles* réagissent de façon mécanique à la pression anormale qui étire leurs parois : l'intima s'épaissit, la média s'hypertrophie, ses cellules augmentent de diamètre et se multiplient ; l'artère devient plus fragile.

Dans le **cerveau** peuvent se constituer des microanévrismes, capables de se rompre et provoquant alors une hémorragie cérébrale : ces hémorragies sont les conséquences directes de l'hypertension artérielle.

Au niveau du **rein,** l'atteinte des artérioles peut entraîner une sclérose et retentir ainsi sur la fonction rénale, entraînant **l'urémie.**

Dans **l'œil,** les artères durcissent, deviennent rigides ; des hémorragies peuvent se produire.

— *Les artères de moyen et gros calibre,* c'est-à-dire l'aorte et ses branches, cardiaques, cérébrales, intestinales, fémorales, ont une réaction différente : chez elles, l'hypertension artérielle va agir *comme facteur précipitant de l'athérosclérose.*

Qu'est-ce que l'athérosclérose ?

C'est la principale, et la plus redoutable des maladies artérielles. Elle se localise électivement dans l'intima des artères de moyen et de gros calibre. La lésion élémentaire débute par la constitution dans l'intima de dépôts graisseux surtout constitués de cholestérol. Ils forment une sorte de bouillie appelée *athérome,* qui infiltre l'artère. Ces dépôts entraînent assez rapidement une réaction fibreuse de l'intima et une prolifération de cellules musculaires lisses de la média qui vont les circonscrire pour former une sorte de pustule faisant saillie dans la lumière de l'artère : c'est la plaque d'athérome. L'association des deux lésions explique le mot *athérosclérose.* Avec le temps, les plaques vont se multiplier ; leur évolution progressive aboutira au rétrécissement de l'artère (sténose). Quand la sténose atteint 70 % de la lumière artérielle, le sang n'arrive plus en quantité suffisante pour couvrir les besoins de l'organe qui en dépend : il y a *ischémie,* (autrement dit « manque de sang »). Elle va entraîner alors des troubles évidents, variables avec l'organe atteint.

La progression de l'athérosclérose peut aboutir à l'occlusion complète du vaisseau ; le tissu qu'il nourrit va alors mourir faute d'oxygène : dans le cœur, c'est l'infarctus ; dans le cerveau, le ramollissement cérébral ; dans les jambes, la gangrène.

Un autre mécanisme peut aussi provoquer l'obstruction d'une artère : la formation d'un caillot au niveau d'une plaque d'athérosclérose ; c'est la *thrombose.* Ce caillot peut provenir d'une petite hémorragie dans le fond d'une plaque qui s'est ulcérée ; il peut aussi résulter des modifications de certains éléments figurés du sang, appelés *plaquettes.* Ces plaquettes adhèrent à la lésion de l'intima artérielle et sécrètent alors des facteurs coagulants qui déclencheront localement la formation du caillot.

Le mécanisme intime de l'athérosclérose est mal élucidé et vraisemblablement multiple ; le facteur déclenchant consiste probablement dans l'agression de l'intima sous l'influence de l'hypertension artérielle, du tabac, de l'excès des graisses sanguines et d'autres influences mal connues. Ensuite, se surajoutent les modifications des cellules musculaires lisses de la média dont le métabolisme va être perturbé, et la réaction des plaquettes, qui vont se déposer au niveau de la lésion intimale et aggraver à leur tour les choses, en un véritable cercle vicieux.

L'athérosclérose commence tôt dans la vie, dès l'enfance ou l'adolescence. Elle peut être tolérée jusqu'à un âge avancé ou entraîner des accidents, le plus souvent dans les cinquième et sixième décennies (entre 50 et 70 ans) ; mais les formes latentes sont les plus fréquentes, sauf quand se cumulent un certain nombre de facteurs aggravants qu'on a appelés *facteurs de risques.*

Les trois grands facteurs de risque

Ce sont : l'hypertension artérielle, le tabagisme et l'hypercholestérolémie. Ensuite viennent : le diabète, l'hérédité, l'obésité, le type de personnalité, les contraintes (le « stress »).

• **L'hypertension artérielle est le facteur de risque n° 1.** Son rôle comme accélérateur de l'athérosclérose est établi par de nombreux arguments :

— *statistiques :* 90 % des accidents vasculaires cérébraux et 60 % des infarctus du myocarde surviennent chez les hypertendus ;

— *anatomiques :* il n'y a pas d'athérosclérose dans les vaisseaux soumis à une pression basse : les veines, les artères pulmonaires ; mais si, pour une cause quelconque, apparaît une hypertension pulmonaire, on voit l'athérosclérose se développer ;

— *expérimentaux :* chez le chien, le lapin ou le rat, on a constaté qu'une hypertension artérielle provoquée induisait des modifications semblables à celles de l'athérosclérose humaine ;

— *thérapeutiques* enfin : le traitement efficace et précoce de l'hypertension fait disparaître les accidents vasculaires cérébraux chez les sujets traités, qui ont alors la même espérance de vie que les normo-tendus.

Par quel mécanisme l'hypertension artérielle favorise-t-elle l'athérosclérose ?

L'augmentation de la pression sur l'intima des artères augmente la filtration des graisses sanguines qui, ne pouvant plus être correctement dégradées par les cellules musculaires lisses de la média, s'accumulent dans l'intima. Elle lèse aussi les cellules endothéliales de cette tunique : ce qui entraîne le dépôt des plaquettes sanguines et favorise la thrombose.

• **L'hypercholestérolémie.** Le cholestérol est un composant normal de l'organisme ; c'est son excès dans le sang qui est nuisible. Le taux sanguin normal est de 1,80 à 2,40 gr par litre ; ce taux augmente, assez faiblement, avec l'âge. La limite supérieure admise correspond approximativement au nombre d'années en centigrammes au-dessus de 2 grammes (c'est-à-dire qu'à 40 ans la limite supérieure est de 2,40 gr ; elle est de 2,50 gr à 50 ans et de 2,60 gr à 60 ans).

La principale source de cholestérol réside dans l'alimentation, et l'on constate, statistiquement, une évidente corrélation entre le niveau de vie d'une population, sa consommation de graisses animales, le taux de cholestérol de ses membres et l'incidence des accidents coronariens. De nombreuses études en font foi notamment la plus célèbre, celle de Framingham ; elle a montré que, chez l'homme, le nombre total d'infarctus est de 3 à 5 fois plus grand chez les sujets dont le cholestérol total est supérieur à 2,6 gr que chez ceux dont ce cholestérol total est inférieur à 2,2 gr. Comme pour l'hypertension artérielle, il n'y a pas vraiment de limite tranchée au-dessus de laquelle la majorité des sujets présenteraient un risque élevé, tandis qu'ils n'en auraient aucun au-dessous.

Les deux cholestérols. On s'est rendu compte, ces dernières années, que le chiffre du cholestérol total recouvrait en réalité deux variétés très différentes de cholestérol ; le cholestérol de faible densité ou *LDL* (low-density-lipoprotein) et le cholestérol de haute densité ou *HDL* (high density lipoprotein). Or, ces deux types de cholestérol ont un effet inverse sur l'athérosclérose ; le cholestérol léger (LDL) serait le « mauvais cholestérol », constitutif des dépôts graisseux de la paroi des artères ; le cholestérol lourd (HDL) aiderait au contraire les graisses à filtrer à travers la paroi des artères, ce qui favoriserait leur transport, puis leur destruction par le foie.

Le taux normal de HDL cholestérol est de 0,35 à 0,60 gr par litre chez l'homme et de 0,40 à 0,70 gr par litre chez la femme. Les sujets qui ont un taux relativement élevé de HDL risqueront donc moins de faire un accident coronarien, à condition cependant que leur cholestérol total soit inférieur à 3 gr ; à l'inverse, un taux de HDL-cholestérol inférieur à la normale serait un facteur de risque coronarien chez les sujets dont le taux de cholestérol total est apparemment normal. Un rapport LDL/HDL a été établi : il doit se situer normalement au-dessous de 5. Le cholestérol lèse directement l'intima des artères et augmente le passage des graisses ; il aggrave aussi les dépôts de lipides par augmentation de son taux dans le sang.

• **Le tabagisme** est le troisième grand facteur de risque. Contrairement à une opinion répandue, les effets néfastes du tabac sont bien plus marqués sur le système cardiovasculaire que sur les bronches et les poumons. Non seulement il est presque toujours impliqué dans les artérites des jambes, mais il est, de plus, retenu comme un facteur de risque majeur de l'athérosclérose, notamment coronarienne. Le nombre de morts subites est 3 à 5 fois plus grand chez les grands fumeurs que chez les non fumeurs ; le nombre de morts cardiaques et le nombre de morts par accident coronarien est multiplié par 2,6 sur l'ensemble des fumeurs ; il est de 3,8 chez ceux qui inhalent la fumée et encore de 1,8 chez les autres. Il s'agit essentiellement des fumeurs de cigarettes, les fumeurs de pipe et de cigares étant nettement moins touchés. Le risque augmente régulièrement avec la durée du tabagisme, le nombre de cigarettes quotidien et l'inhalation de la fumée : il est de 1,6 pour une consommation inférieure à 5 cigarettes par jour et passe à 4,1 pour une consommation de plus de 20 cigarettes. Chez la femme, fumeuse plus récente le risque coronarien est doublé, et décuplé si le tabagisme est associé à la prise de la pilule. Dernier point, lourd de conséquence : le risque est d'autant plus important que le sujet est plus jeune. La cigarette augmente la consommation du myocarde en oxygène, produit de l'oxyde de carbone qui est un poison de l'hémoglobine du sang, augmente l'adhésivité des plaquettes sanguines, irrite les parois des artères et favorise le spasme ; il augmente leur perméabilité aux graisses. La cigarette est enfin responsable d'arythmies cardiaques ; elle diminue le HDL cholestérol et augmente le LDL.

Les autres facteurs de risque

• **Le diabète** est considéré comme un facteur de risque important, tout de suite après les trois précédents. Etre diabétique, c'est avoir un taux de sucre dans le sang supérieur à 1,40 gr à jeûn, et/ou supérieur à 1,80 gr deux heures après un repas normal. De nombreuses études ont démontré que le nombre des accidents coronariens chez le diabétique est multiplié par 2 ou par 3, quel que soit le type de diabète, juvénile ou non, dépendant de l'insuline ou simplement traité par des comprimés anti-diabétiques. Il est à noter que le diabète est souvent associé à d'autres facteurs de risque, notamment à l'hypercholestérolémie et à l'obésité.

• Nous avons envisagé déjà le rôle de l'obésité, de la personnalité et des antécédents familiaux dans la genèse de l'hypertension artérielle. Il n'est pas certain que ces éléments jouent, isolément, un rôle déterminant dans la survenue de l'athérosclérose. En revanche, ils sont très fréquemment associés entre eux, ce qui a fait insister sur une notion essentielle : l'athérosclérose ne dépend que rarement d'un seul facteur de risque. Il faut généralement incriminer la combinaison de plusieurs facteurs : c'est une maladie *multifactorielle*. Une seconde notion n'est pas moins importante : les facteurs de risques ne s'additionnent pas mais se multiplient entre eux.

Les formes de l'hypertension

L'hypertension artérielle permanente et ses complications

Il existe plusieurs formes d'hypertension artérielle : permanente ou paroxystique, commune ou maligne. Certaines ont une cause précise : on les appelle « secondaires » ; d'autres n'ont pas de cause décelable : elles sont dites « essentielles ». Ces dernières sont les plus fréquentes.

Comment savoir que l'on est hypertendu ?

De plusieurs façons :

— si l'on se sait prédisposé ;

— si l'on ressent quelques-uns des symptômes dits révélateurs ;

— à l'occasion d'une complication ;

— bien plus souvent, en faisant vérifier régulièrement sa pression artérielle à partir de 30 ans.

A / Etes-vous prédisposé à l'hypertension ?

Oui, si vous présentez un ou plusieurs des *facteurs favorisants* suivants :

• antécédents familiaux d'hypertension, d'accident cérébral ou cardiaque avant 65 ans. (Après cet âge, ces accidents sont trop fréquents pour constituer une anomalie).

• surcharge pondérale.

• diabète.

• prise de produits ou de médicaments qui favorisent l'élévation de la pression artérielle.

• Consommation anormale et prolongée de réglisse, ou de boissons désaltérantes en contenant.

• Contraception orale (la « pilule »)

• Administration prolongée de corticoïdes, d'anti- inflammatoires.

B/ Eprouvez-vous des signes révélateurs d'hypertension ?

Avez-vous mal à la tête, surtout dans la région occipitale, et à la fin de la nuit, ou au réveil ? Percevez-vous des bourdonnements d'oreille, des mouches volantes devant les yeux ? Saignez-vous du nez ? Si oui, courez faire vérifier votre pression artérielle. Si non... allez-y quand même : car tous ces signes sont rares et traduisent un retentissement sur le cerveau et les organes des sens qui témoigne d'une hypertension déjà ancienne, et peut-être forte ; ils peuvent résulter aussi d'une toute autre cause que l'hypertension. On sait maintenant, par la multiplication des bilans de santé, des examens de Médecine du travail, au cours du Service national, ou lors de la grossesse, que l'hypertension artérielle commence beaucoup plus tôt dans la vie qu'on ne le croyait autrefois : plus près de la quarantaine que de la cinquantaine. On sait aussi qu'elle est, dans 80 % des cas, totalement latente pendant des années. C'est pourquoi il ne faut pas attendre la troisième occasion de découverte : la survenue d'une complication ; il serait déjà trop tard.

C/ Que trouve le médecin à l'examen d'un sujet hypertendu ?

• Souvent rien, si l'hypertension artérielle est modérée et/ou récente.

• Parfois, des signes de retentissement sur les « organes-cibles », même en dehors des complications.

Le cœur peut être élargi, ce que montre la palpation du choc de pointe, la radio du thorax — où il apparaît en ombre chinoise entre les poumons —, l'électrocardiogramme, qui montre l'augmentation d'amplitude des potentiels électriques du ventricule gauche.

L'examen des artères accessibles à la palpation (carotides au cou, fémorales au pli de l'aine, poplitées dans le creux des genoux, tibiales et pédieuses à la cheville), peut déceler deux sortes d'anomalies :

— La perception d'un souffle à l'auscultation signifie que l'artère est le siège d'un rétrécissement entraînant des turbulences au passage du sang. Ce rétrécissement est presque toujours dû à l'athérosclérose, conséquence de l'hypertension. Dans un cas pourtant, il a une signification très particulière : quand il est perçu sur le trajet des artères rénales. On l'entend alors dans le ventre, au-dessus du nombril, sur les côtés et dans le dos, de chaque côté de la colonne vertébrale sous les dernières côtes. Le rétrécissement d'une artère rénale entraîne en effet une ischémie du rein avec sécrétion de rénine et d'aldostérone : ce n'est plus une conséquence mais une cause de l'hypertension artérielle (voir chap. « Hypertensions secondaires ».)

— L'abolition des battements témoigne en général d'une occlusion complète de l'artère, presque toujours au niveau des membres inférieurs. A la cinquantaine, chez un grand fumeur, cette obstruction est due à l'athérosclérose : c'est « l'artérite » ; à l'adolescence, ou à plus forte raison dans l'enfance, l'abolition des pouls fémoraux a une autre signification : elle est, avec l'hypertension artérielle, le signe le plus caractéristique d'un rétrécissement congénital de l'aorte thoracique après sa crosse, appelé « coarctation » ou sténose de l'isthme aortique. Là encore, ce n'est plus une conséquence mais une cause de l'hypertension artérielle (voir chap. « Hypertensions secondaires »).

D/ Quels examens complémentaires demandera le médecin ?

Cela dépend beaucoup des résultats de l'interrogatoire et de l'examen clinique.

Dans la plupart des cas (plus de 80 %) où ni l'un, ni l'autre n'ont apporté d'élément d'orientation, soit vers une cause d'hypertension, soit vers une complication possible, on se contentera d'un bilan simple qui a été codifié par l'OMS.

BILAN STANDARD DE L'OMS

Ce bilan comporte un examen de sang et un examen d'urine.

— **Dans le sang,** on dose :

• *l'urée* et/ou *la créatinine ;* elles mesurent la fonction d'épuration du rein : un taux anormal est le signe d'une insuffisance rénale ; grossièrement, l'atteinte rénale est proportionnelle aux chiffres de la créatininémie ;

• *le taux de potassium* (kaliémie) : pour rechercher si l'hypertension artérielle n'est pas dûe à une sécrétion anormale d'aldostérone par les capsules surrénales (l'aldostérone retient le sodium et chasse le potassium en échange, de sorte que son taux diminue dans le sang en cas d'hyper aldostéronisme) (cf. chap. « Hypertensions secondaires ») ;

• *le cholestérol, le sucre* (glycémie) et *l'acide urique :* cela, pour rechercher d'autres facteurs de risque d'athérosclérose, qui aggraveraient le pronostic ;

— **dans les urines** on recherche *l'albumine* (on emploie plus volontiers le terme de protéine qui englobe l'albumine et d'autres corps protidiques) pour détecter une éventuelle maladie rénale. Normalement, le rein ne laisse pas filtrer l'albumine (ou seulement des traces) : en cas d'atteinte rénale, il y a passage de protéine dans les urines ; un taux élevé a également une valeur pronostique.

On recherchera également s'il y a *des globules rouges* (hématurie) : on les rencontre en effet dans certaines maladies des reins (néphrites) qui peuvent être la cause de l'hypertension artérielle.

Il est utile de compléter ce bilan par un examen du fond d'œil et la prise de la pression artérielle rétinienne.

L'examen du fond d'œil se pratique à l'aide d'un appareil appelé ophtalmoscope. Il produit un faisceau lumineux très concentré que l'on projette à travers la pupille, cette petite fenêtre au milieu de l'iris, qui se dilate dans le noir et se rétrécit à la lumière. A travers elle, on aperçoit très bien la rétine, couleur rose-rouge, et ses artères, qui sont des branches des artères du cerveau : le fond d'œil est le seul examen qui permette la vision directe des artères.

On a classé leur degré d'altération en 4 stades :

Les artères peuvent être simplement brillantes et rigides : stade I ; ou rétrécies (signe du croisement) : stade II. Elles peuvent être entourées de petites hémorragies et de taches blanchâtres appelées exsudats : stade III ; enfin, tout le fond d'œil peut être altéré par un œdème, surajouté aux autres altérations : stade IV. Ces atteintes permettent de juger du degré de gravité de l'hypertension : les stades III et IV appartiennent en effet au tableau des hypertensions artérielles sévères ; le stade IV est un des éléments de l'hypertension maligne, de pronostic autrefois très grave.

La prise de la *pression artérielle rétinienne* se fait en comprimant délicatement le globe de l'œil avec un petit appareil : normalement, cette pression est, en centimètres d'eau, la moitié de la pression artérielle minima exprimée en mm Hg (elle est donc inférieure ou égale à 45). Anormalement élevée, c'est l'indice d'une hypertension artérielle franche.

E. Autres examens possibles

Ils sont nombreux et vont de l'urographie intraveineuse, qui est une radio des reins opacifiés, au dosage de la rénine ou des hormones surrénales, en passant par la recherche des dérivés de l'adrénaline dans les urines etc. Ils ont toujours le même but : préciser le retentissement de l'hypertension sur tel ou tel organe ou rechercher une cause curable ; dans les deux cas, on ne les pratique que guidés par l'examen clinique : ce sont des examens *orientés*. Nous en reparlerons.

L'hospitalisation est souvent, mais non toujours nécessaire dans de tels cas : elle se justifie aussi en cas d'hypertension menaçante, qu'il s'agisse d'une poussée brutale ou d'une menace de complication. Il existe enfin un autre motif d'hospitalisation et non le moindre : la résistance à un traitement bien conduit (et bien suivi). Elle a alors un double but : compléter le bilan à la recherche d'une cause rare et cachée ; mettre en route un traitement complexe qu'il faut surveiller de près.

Les complications de l'hypertension permanente

L'hypertension artérielle est susceptible d'entraîner des complications par les deux mécanismes que nous avons précédemment évoqués :

— certaines complications sont précisément mécaniques, c'est-à- dire en rapport direct avec l'augmentation de pression : c'est le cas de l'hypertrophie ventriculaire gauche, qui traduit l'augmentation du travail du cœur pour vaincre les résistances artérielles. C'est aussi le cas des hémorragies internes où qu'elles se produisent : cerveau, méninges, aorte ;

— mais la plupart sont le fait de l'athérosclérose, favorisée et accélérée par l'hypertension artérielle, et de ses complications cardiaques, cérébrales ou artérielles périphériques ;

— les deux mécanismes peuvent d'ailleurs s'associer, notamment dans les complications cardiaques : un cœur hypertrophié a besoin d'un apport d'oxygène supplémentaire ; si les artères coronaires sont rétrécies, elles ne pourront le lui fournir.

Les trois organes nobles touchés préférentiellement par l'hypertension, ceux que l'on appelle les « organes cibles » sont le cœur, le cerveau et le rein, auxquels s'ajoutent les yeux et les artères des membres.

A. Les complications cardiaques et aortiques

a/ L'insuffisance cardiaque ou défaillance cardiaque

Il s'agit de l'insuffisance ventriculaire gauche, forme la plus fréquente de l'insuffisance cardiaque : elle est, dans 80 % des cas, une complication directe de l'hypertension artérielle. Son mécanisme est facile à comprendre : à force de lutter contre une pression artérielle anormale, le ventricule gauche va se fatiguer ; ses fibres perdent de leur force et de leur puissance contractile, comme un ressort distendu. A partir d'un certain degré d'épuisement, le ventricule gauche se révèle incapable d'expulser la totalité de son contenu ; c'est le stade d'insuffisance cardiaque. En amont, le sang va s'accumuler, augmentant les pressions, d'abord dans l'oreillette gauche, puis, de proche en proche, dans les veines et les capillaires pulmonaires. Quand la pression atteint un certain niveau, le sérum sanguin passe à travers les parois des capillaires dans les alvéoles du poumon : c'est l'œdème aigu du poumon.

Au début, l'insuffisance ventriculaire gauche se manifeste simplement par un essoufflement à l'effort, surtout sensible à la montée des escaliers ; à un degré de plus apparaît l'essoufflement en position couchée, qui oblige le malade à s'asseoir dans son lit pour ne pas étouffer.

L'œdème aigü du poumon est la forme la plus sévère et la plus spectaculaire de l'insuffisance ventriculaire gauche. C'est un tableau de grande détresse respiratoire : souvent en pleine nuit, le malade est pris d'une crise d'étouffement intense, brutale ; sa respiration est rapide et bruyante, marquée par une sorte de grésillement ; l'anxiété se lit sur son visage, ses lèvres sont parfois légèrement bleutées : il asphyxie.

Pendant la crise, la tension artérielle maxima est souvent basse en raison de la défaillance du ventricule gauche. S'il n'est pas traité rapidement l'œdème aigu du poumon peut entraîner une issue fatale en quelques heures, parfois moins. Le traitement d'urgence, au lit même du malade, comporte des diurétiques intra-veineux, pour forcer le rein à éliminer rapidement de l'eau et du sel, des vaso-dilatateurs pour retarder le retour du sang au cœur droit, des tonicardiaques pour renforcer sa contraction. L'hospitalisation s'impose de toute manière.

Il faut connaître *les signes d'alarme* de l'insuffisance ventriculaire gauche : l'essoufflement à l'effort qui n'est pas expliqué par une prise de poids, une maladie infectieuse ou une anémie ; et surtout l'essoufflement lors du coucher, qui ne dure alors que quelques minutes.

b/ L'insuffisance coronarienne

C'est la principale complication de l'arthérosclérose des artères coronaires.

Ces artères, nées de l'origine de l'aorte, sont les vaisseaux nourriciers du cœur. Il y a deux artères coronaires, droite et gauche, qui cheminent dans des sillons à la surface du cœur. La coronaire gauche est la principale : elle se divise en deux branches qui forment avec la coronaire droite une véritable couronne ; leurs petites branches s'enfoncent dans le myocarde (le muscle cardiaque) qu'elles irriguent.

L'hypertension artérielle est, nous l'avons vu, le facteur de risque numéro un de l'athérosclérose des coronaires ; elle est présente dans au moins 50 % des cas. *L'insuffisance coronarienne* est l'impossibilité, pour le réseau coronarien, d'assurer les besoins du myocarde en oxygène. Elle est dûe au rétrécissement ou à l'obstruction complète d'une ou plusieurs branches des artères coronaires par des plaques d'athérosclérose ou par un caillot (thrombose) ; quand elle atteint un certain degré, elle entraîne la souffrance du myocarde : c'est *l'ischémie ;* brève, celle-ci se traduit par une douleur thoracique rapidement régressive : *c'est l'angine de poitrine ;* prolongée, elle entraînera la mort d'une partie du myocarde : *c'est l'infarctus.*

— **L'angine de poitrine** est une douleur qui siège dans le thorax, au milieu, derrière le sternum ; elle irradie souvent aux deux bras et à la mâchoire inférieure ; elle répond à une sensation de poids ou d'étau : on dit qu'elle est constrictive. Sa durée varie de deux à dix ou quinze minutes dans sa forme habituelle : ce n'est jamais un éclair de quelques secondes, jamais non plus une douleur qui dure toute une journée (sauf en cas d'infarctus). Elle survient le plus souvent à l'effort et notamment à la marche, en côte ; elle est favorisée par le temps froid et le vent. Elle contraint à l'arrêt et disparaît dès qu'on s'arrête. Plus rarement, elle survient en dehors de tout effort : c'est la forme spontanée ; si elle se prolonge plus de 20 minutes il faut craindre un infarctus.

— **L'infarctus du myocarde** réalise en effet une crise d'angine de poitrine spontanée, particulière par son intensité, sa durée — atteignant parfois plusieurs heures — ses irradiations multiples, et surtout son cortège d'angoisse profonde, de sueurs, de malaises, parfois d'essoufflement ou de nausées. Il est parfois précédé d'un tableau de menace qu'il faut bien connaître :

Signes de l'infarctus menaçant :

1. Toute angine de poitrine d'apparition récente, inférieure à une semaine (« angor de novo »).

2. En cas d'angine de poitrine connue, toute modification dans la fréquence, l'intensité, la durée des crises.

En présence de l'une de ces manifestations, l'hospitalisation s'impose d'urgence dans une Unité de Soins Intensifs cardiaques ; c'est la seule manière d'éviter la constitution d'un infarctus et, éventuellement, de parer aux complications.

Le pronostic de l'infarctus du myocarde est en effet réservé pendant une semaine, période des principales complications ; arythmies, insuffisance cardiaque, rupture du cœur.

Mais la période la plus dangereuse est celle des deux ou trois premières heures, où surviennent 60 % des issues fatales : d'où l'importance d'un diagnostic ultra-précoce, dès les premiers signes.

c/ La dissection aortique

Cette affection, rare mais grave, est une complication très particulière de l'hypertension artérielle. Elle consiste dans le dédoublement de la paroi de l'aorte en deux tubes concentriques, par irruption du sang entre la tunique interne et la tunique externe. A la faveur d'une petite effraction de l'intima, le sang s'infiltre dans la média et décolle progressivement une partie plus ou moins importante du vaisseau, souvent sur une grande étendue.

L'hypertension artérielle joue un rôle de premier plan dans ces dissections qui sont souvent favorisées par une faiblesse congénitale de l'aorte : on la retrouve dans les antécédents de 60 à 70 % des cas.

Le tableau réalisé est celui d'une grande douleur thoracique, parfois syncopale, qu'on a souvent du mal à distinguer de la douleur de l'infarctus. Si la dissection porte sur l'aorte ascendante, cas le plus fréquent, elle peut décoller les valves aortiques et provoquer une insuffisance aortique à l'origine d'un souffle ; de proche en proche, le décollement peut oblitérer les orifices des différentes branches de l'aorte provoquant la disparition des pouls correspondants et des accidents ischémiques sévères, soit dans le domaine neurologique, soit au niveau d'un membre, soit même au niveau de l'abdomen, ou des artères rénales.

Le diagnostic est confirmé par la radio du thorax, qui peut montrer un élargissement important de l'ombre de l'aorte, qui surplombe habituellement le cœur, et surtout par les opacifications de l'aorte (aortographie) au moyen de produits de contraste mettant en évidence les deux canaux de l'aorte. Le scanner demandé en urgence confirme facilement la dissection et en précise les limites.

La mort est très fréquente dans la forme proximale ; une intervention « en catastrophe » permet parfois de l'éviter.

B. Les complications cérébrales

Ce sont les « attaques ». Après 50 ans, l'hypertension artérielle est retrouvée dans les antécédents de 70 à 80 % des cas.

Dans leur forme achevée elles réalisent des paralysies qui répondent schématiquement à deux tableaux : le ramollissement cérébral et l'hémorragie cérébrale.

• **Le ramollissement cérébral** représente 80 % des attaques et l'hypertension artérielle en est responsable dans 60 % des cas. Il est dû à l'occlusion durable d'une artère du cerveau, soit par un caillot formé sur place au niveau d'un rétrécissement athéroscléreux, soit par une petite embolie, partie d'une plaque d'athérome située dans une des artères carotides.

(Les carotides, qui naissent de l'aorte à la base du cou, sont, avec les artères vertébrales, les artères nourricières du cerveau ; l'athérosclérose s'y localise très souvent ; on peut parfois la déceler par la présence d'un souffler).

L'ischémie durable d'un partie du cerveau entraîne un véritable infarctus à ce niveau, avec mort des cellules cérébrales qui ne sont plus irriguées. L'attaque est parfois précédée de signes prémonitoires que l'on appelle les *accidents ischémiques transitoires,* qu'il faut bien connaître et ne pas négliger.

Les signes de menace d'une attaque

Témoins de la souffrance passagère du cerveau, ils sont l'équivalent de la crise d'angine de poitrine pour le cœur. Leur caractère essentiel est leur brève durée, le plus souvent quelques minutes, toujours moins de 24 heures, et leur disparition sans laisser de trace. Ils précèdent souvent l'attaque de quelques jours ou de quelques mois. Ce peut être un ou plusieurs des signes suivants :

— *faiblesse localisée* à un bras, une jambe, au visage ; ou simple trouble de la sensibilité à type d'engourdissement ;

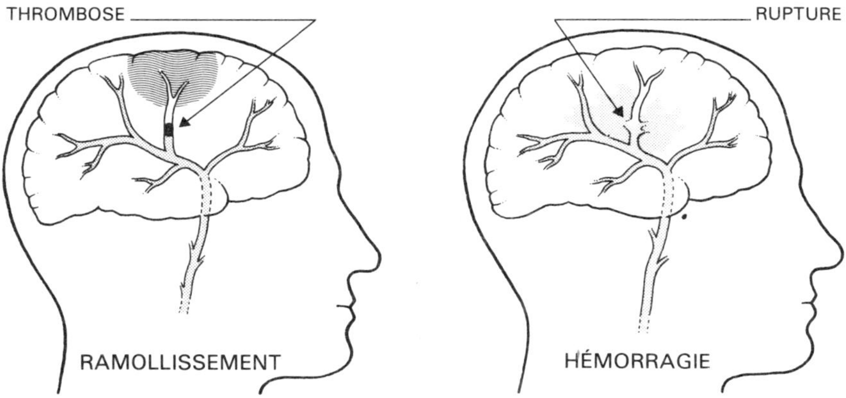

RAMOLLISSEMENT ET HÉMORRAGIE CÉRÉBRALE

— *trouble passager de la parole,* avec impossibilité de trouver ses mots, parole bafouillée ou difficulté de compréhension ;

— *baisse brutale, ou suppression, de la vision* d'un seul œil (cécité monoculaire transitoire) ;

— *vision double,* surdité passagère, maux de tête intenses, répétés et inexpliqués ; troubles brutaux de l'équilibre.

La survenue d'un de ces signes impose en urgence l'appel au médecin et la pratique d'examens spécialisés à la recherche d'une cause curable, car les carotides sont accessibles à la chirurgie vasculaire.

Le ramollissement cérébral achevé se manifeste en général par une hémiplégie (paralysie de la moitié du corps). Si elle siège du côté droit, elle s'accompagne souvent de troubles du langage (aphasie) par lésion de la partie gauche du cerveau. (Les voies nerveuses se croisent au niveau de la base du cerveau, de sorte que chaque moitié du cerveau gouverne la moitié opposée du corps). Il laisse souvent des séquelles définitives plus ou moins étendues.

• **L'hémorragie cérébrale** est dûe à la rupture d'une petite artère : l'hypertension en est la cause dans 90 % des cas. Le sang refoule et lèse une partie plus ou moins importante du tissu cérébral. Le début est en général brutal : si l'hémorragie est importante, le malade tombe immédiatement dans le coma ; l'hémiplégie est massive et s'accompagne de troubles de la respiration et de la déglutition. L'évolution est grave.

Parfois, l'hémorragie se produit, non dans le cerveau, mais dans les méninges qui l'enveloppent : c'est *l'hémorragie méningée.* Elle se décèle souvent par des maux de tête violents, une raideur de la nuque et une agitation, sans paralysie vraie. Isolée, elle évolue plus favorablement que l'hémorragie cérébrale.

• Une complication neurologique spéciale de l'hypertension artérielle est **l'encéphalopathie hypertensive :** elle se manifeste par une brutale obnubilation précédée de maux de tête extrêmement violents. Elle fait souvent partie du tableau de l'hypertension maligne que nous reverrons au chapitre des formes particulières.

L'investigation des accidents vasculaires cérébraux s'est enrichie ces dernières années de techniques qui permettent d'en préciser le mécanisme et la localisation :

1. *Le Doppler,* complété par *l'échographie* est un examen simple, sans inconvénient, qui permet d'explorer les vaisseaux nourriciers du cerveau (carotides, vertébrales) avant leur pénétration dans le crâne.

La projection d'un faisceau d'ultra-sons permet de mesurer le flux artériel et de détecter des rétrécissements, tandis que l'échographie donne une image quasi-photographique de la plaque d'athérome.

2. Quand on prévoit une intervention, ces investigations seront complétées par une opacification des artères *(angiographie)* et un *scanner* cérébral pour préciser la localisation du ramollissement.

C. Autres complications

L'hypertension artérielle joue également un rôle important dans certains **accidents oculaires** comme l'occlusion de l'artère centrale de la rétine qui entraîne, en quelques minutes, la perte définitive de la vision. Elle favorise **l'artérite** des membres inférieurs qui se manifeste par une douleur à la marche, forçant à l'arrêt et disparaissant aussitôt. Elle doit être invoquée enfin dans le mécanisme ou l'évolution de beaucoup d'anévrismes, notamment aortiques.

Les complications rénales sont plus tardives et plus rares que les complications cardiaques ou cérébrales. C'est encore par le jeu des lésions artériolaires que l'hypertension artérielle retentit sur le rein, d'où le nom de néphro-angio-sclérose (sclérose des vaisseaux du rein) donné à l'atteinte rénale typique de l'hypertension artérielle. La conséquence ultime est la destruction progressive du tissu rénal qui ne peut plus assurer ses fonctions complètes de filtration, de réabsorption et de sécrétion. Les premiers signes sont la diminution du volume des urines (oligurie) et la constatation, à l'examen systématique, de la présence d'albumine et de globules rouges (albuminurie et hématurie). Il faut pourtant savoir que ces signes peuvent se rencontrer dans certaines maladies du rein qui ne sont plus les conséquences mais les causes de l'hypertension artérielle. Parallèlement, créatinine et urée s'élèvent dans le sang.

L'atteinte rénale apparaît au premier plan dans la forme particulière de l'hypertension artérielle maligne : les lésions des artérioles y sont très prononcées et conditionnent en grande partie le pronostic. (voir chapitre « Formes particulières de l'hypertension artérielle »).

Formes particulières de l'hypertension artérielle

L'hypertension « labile » ou « limite »

On désigne ainsi une forme particulière de l'hypertension caractérisée, au cours d'examens successifs, par des chiffres tantôt normaux, tantôt anormaux, mesurés dans les conditions de repos habituelles.

Fréquente surtout chez l'adolescent et l'adulte jeune, mais pouvant se voir à tout âge, l'hypertension artérielle labile est, par ses caractéristiques mêmes, difficile à délimiter, ce qui a amené l'OMS à recommander pour ce diagnostic 2 valeurs normales et 3 valeurs anormales, au cours de 5 examens successifs.

Le terrain sur lequel évolue ce type d'hypertension présente quelques particularités : les antécédents familiaux d'hypertension seraient retrouvés dans la moitié des cas ; il est fréquent, mais non constant, d'observer chez les sujets atteints des signes témoignant d'un certain degré d'hypertonie du système sympathique : pouls rapide, sueurs, anxiété, palpitations.

Dans l'hypertension labile, contrairement à ce qui se passe dans l'hypertension permanente, la pression diastolique s'élève nettement en position debout.

Cette forme d'hypertension témoigne d'un comportement hémodynamique particulier : la montée de la pression artérielle est dûe à l'augmentation du débit cardiaque, alors que les résistances artériolaires sont normales. Certaines études ont pu faire penser qu'il s'agissait, au moins dans certains cas, de la forme de début de l'hypertension permanente, dont elle ne constituereait que le premier stade : par la suite, les résistances artérielles s'éléveraient et le débit cardiaque reviendrait à des valeurs normales.

Que deviennent les hypertensions labiles avec les années ? Leur évolution est variable : 20 % environ se transforment en hypertension permanente, — soit une proportion six fois supérieure à celle que l'on observe chez les normo-tendus. Les autres sujets récupèrent plus tard des chiffres tensionnels normaux. Chez tous, le risque de complications vasculaires, cardiaques et cérébrales, est néanmoins doublé par rapport aux sujets normaux. L'hypertension artérielle labile ou limite mérite donc une place à part. Faut-il la traiter ? Faut-il seulement la surveiller ? C'est ce qui sera envisagé au chapitre « Traitement ».

Il serait en tout cas intéressant de disposer d'un test permettant de déceler les futurs hypertendus permanents : l'épreuve d'effort n'apporte qu'une réponse partielle à cette question ; dans l'hypertension labile, contrairement à ce qui se passe dans l'hypertension permanente, la tension a plutôt tendance à se normaliser avec l'effort.

L'hypertension de l'enfant et de l'adolescent

Il n'y a pas très longtemps, l'hypertension de l'enfant était considérée comme rare et presque toujours secondaire à une cause définie, surtout rénale. Il en était ainsi : d'une part, parce que la pression artérielle n'était (et n'est toujours pas) prise systématiquement chez l'enfant d'âge scolaire à tout examen médical ; d'autre part, parce que les normes tensionnelles chez l'enfant étaient tout à fait incertaines : on raisonnait par analogie avec les chiffres de l'adulte, ce qui faisait méconnaître un nombre important d'enfants hypertendus. Ces deux erreurs méthodologiques sont en voie de correction ; on sait maintenant que *l'hypertension artérielle essentielle* existe bel et bien à l'âge tendre ; selon les normes retenues, 3 à 5 % des enfants et des adolescents de moins de 18 ans en seraient atteints. Même à cet âge, l'hypertension secondaire ne représente que 5 % des hypertendus ; elle est surtout fréquente avant la puberté.

Il y a deux raisons de s'intéresser à l'hypertension juvénile : elle annonce généralement une hypertension de l'adulte, et elle permet de prendre *dès l'enfance* des mesures préventives adéquates. On passe ici de l'hypertension maladie à l'hypertension facteur de risque.

En pratique la pression artérielle devrait être prise chez l'enfant à partir de l'âge de 6 ans à l'occasion de chaque examen médical, systématique ou non.

Il existe des facteurs favorisants : l'obésité est ici au premier plan ; on la retrouve dans la moitié des cas comme on la constate également chez les parents de l'enfant hypertendu, associée au non à une pression anormale. Ces constatations apportent ainsi des arguments supplémentaires impressionnants en faveur d'un facteur génétique dans l'hypertension artérielle.

Comment prendre la pression artérielle chez l'enfant ?

Plus encore que chez l'adulte, les conditions de mesure doivent éliminer toute cause d'anxiété ou d'émotion : l'enfant sera rassuré, au repos allongé depuis 10 minutes. *La taille du brassard* joue un rôle essentiel parmi les nombreuses causes d'erreur : sa largeur doit couvrir les deux tiers du bras, sa longueur doit permettre d'entourer les trois quarts ou la totalité de sa circonférence. Un brassard trop étroit majore la pression artérielle maxima, un brassard trop large fausse la minima. Trois mesures, séparées d'une à quelques semaines, sont indispensables, comme chez l'adulte, pour décider de l'existence d'une pression artérielle anormale. Si la maxima se repère sans difficulté par l'apparition des premiers bruits (phase I de Korotkoff) la détermination de la minima est parfois difficile : chez l'enfant nerveux, les bruits peuvent être perçus jusqu'à 0. On mesure alors la minima à la phase IV, dès l'apparition des bruits assourdis. Il est de toute façon important pour les études épidémiologiques de préciser la méthode employée.

Quelle est la pression artérielle normale du jeune ?

Elle est définie d'après les récentes études épidémiologiques réalisées surtout aux Etats-Unis et en France. Variable avec *l'âge* et surtout avec *la taille* elle ne montre pas de différence nette entre les deux sexes jusqu'à la puberté ; après 15 ans, la pression artérielle systolique est un peu plus élevée chez le garçon. Il est donc logique d'utiliser les normes d'après la taille plus que d'après l'âge. Nous donnons ci-dessous les abaques utilisées actuellement en France d'après la taille.

A partir de quels chiffres un enfant est-il déclaré hypertendu ? L'accord a été long à obtenir sur ces limites, qui varient d'ailleurs encore entre l'Europe et les Etats-Unis.

La limite supérieure de la pression artérielle normale chez le jeune a été définie à partir de l'étude statistique d'un grand nombre de sujets : aux Etats-Unis on considère comme hypertendus tous les sujets dont la pression dépasse les chiffres trouvés dans 95 % de la population examinée, — autrement dit, quand ils se trouvent dans les 5 % des chiffres les plus élevés. (C'est ce qu'on appelle en statistique le 95e percentile).

En France, on a adopté les normes suivantes :

1. L'hypertension artérielle est définie comme une pression artérielle systolique ou diastolique égale ou supérieure au 97,5 percentile à trois mesures successives, par rapport à la taille.
2. L'hypertension est dite *limite* quand elle se situe entre le 97,5 percentile et ce chiffre + 1 (10 mm Hg).
3. Elle est dite *confirmée* quand elle dépasse les chiffres du 97,5 percentile de plus de 1 cm (10 mm Hg).
4. Elle est *sévère* quand elle dépasse la limite précitée de 3 cm (30 mm Hg).

Contrairement à l'hypertension labile, l'hypertension permanente subit chez l'enfant ou l'adolescent une légère baisse en position debout.

Le diagnostic d'hypertension essentielle ne sera porté chez le jeune qu'après la recherche acharnée d'une cause, par l'interrogatoire, l'examen et un bilan standard. Les hypertensions secondaires ont souvent des chiffres plus élevés et des manifestations plus riches que les hypertensions

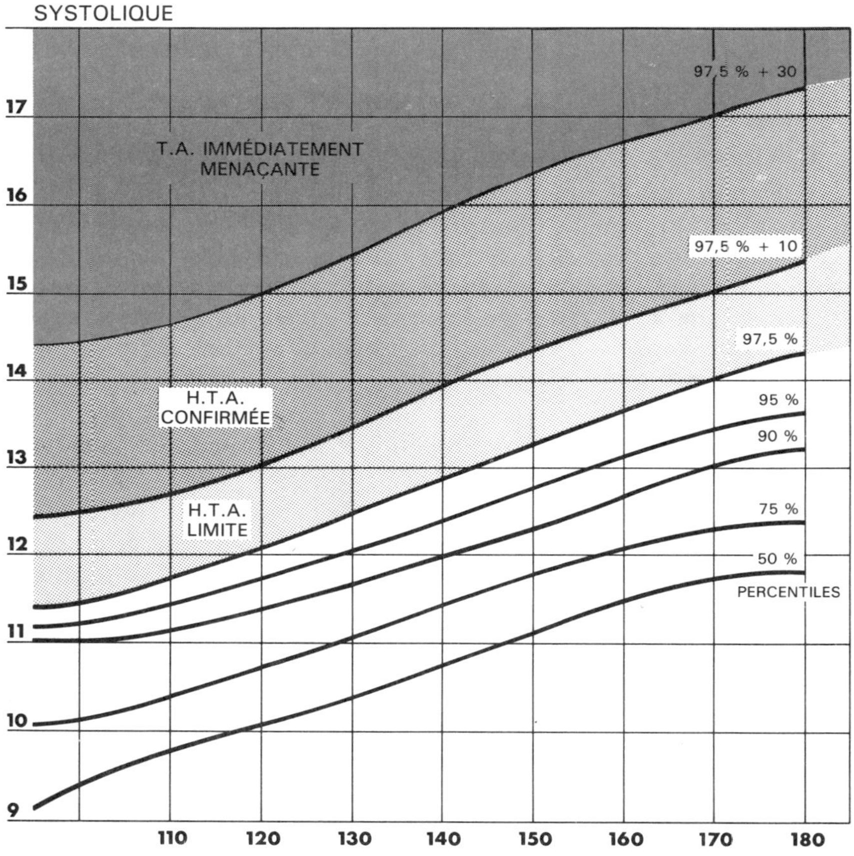

TENSION ARTÉRIELLE EN FONCTION DE LA TAILLE : SYSTOLIQUE

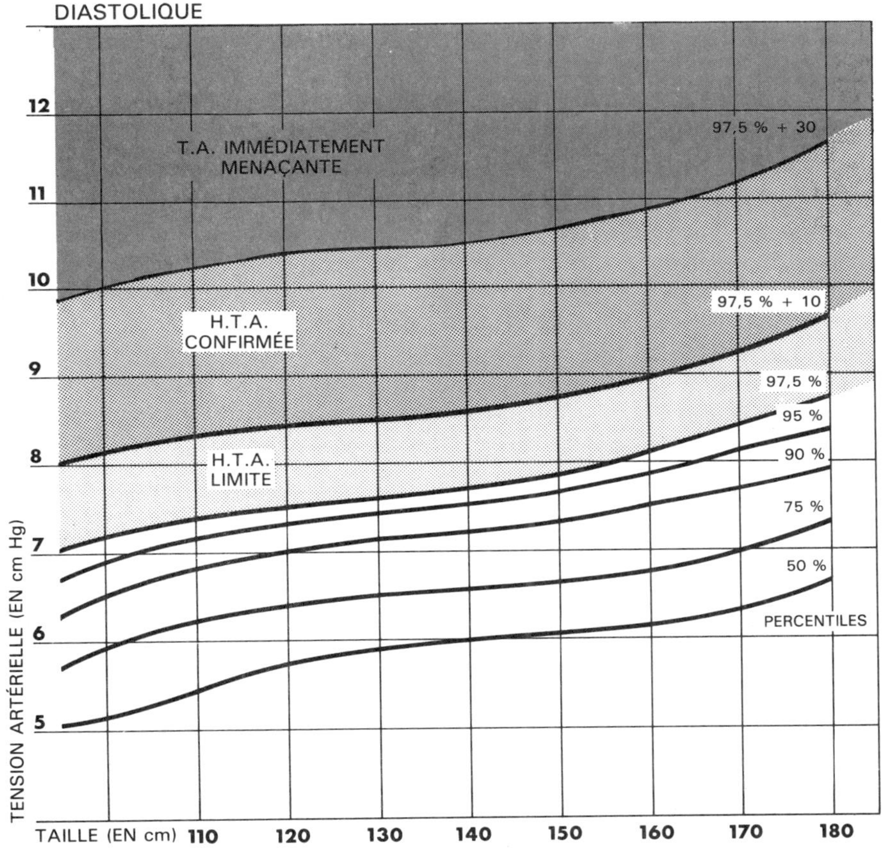

TENSION ARTÉRIELLE EN FONCTION DE LA TAILLE
(FILLES DE 4 À 18 ANS)

TENSION ARTÉRIELLE EN FONCTION DE LA TAILLE : DIASTOLIQUE

essentielles ; elles se rencontrent surtout dans la période prépubère. Nous y reviendrons au chapitre consacré à ces formes particulières.

L'hypertension de la femme

Y a-t-il un profil tensionnel propre à la femme ? On a longtemps cru que l'hypertension féminine était plus fréquente et plus bénigne que celle de l'homme. La première proposition est confirmée : après 65 ans, l'hypertension affecte 40 % des femmes et 35 % des hommes ; la deuxième est démentie : l'hypertension de la femme est grevée d'autant de complications que celle de son compagnon.

Une des particularités les plus nettes de l'hypertension féminine est sa méconnaissance : tout simplement parce qu'elle est moins souvent l'objet de contrôles systématiques que l'homme ; chez ce dernier, la Médecine du travail, le Service militaire sont autant d'occasions où la pression artérielle est (ou devrait être) vérifiée. Il n'en n'est pas de même chez la femme : chez elle ce sont plutôt les épisodes de la vie génitale qui amènent à vérifier la pression artérielle : contraception et grossesse servent souvent de révélateur. Etudions-les successivement.

Hypertension et grossesse

Constater une hypertension au cours de la grossesse n'est pas rare, surtout si on tient compte du fait, maintenant bien établi, que la pression artérielle baisse normalement pendant la première moitié de la gestation, pour revenir aux chiffres antérieurs lors du dernier trimestre. La raison de cette baisse est mal connue : on incrimine souvent une vaso-dilatation induite par le foetus. C'est pourquoi on s'accorde pour définir l'hypertension chez la femme enceinte comme *toute pression artérielle supérieure à 14 (140 mm) pour la maxima et à 8,5 (85 mm) pour la minima ;* ou encore, comme une pression artérielle diastolique supérieure de 1,5 cm aux chiffres antérieurs à la grossesse. Ces chiffres doivent être constatés lors de deux examens successifs chez une femme en position *assise.*

La fréquence de l'hypertension artérielle de la grossesse ainsi définie, est de l'ordre de 10 à 15 %. Son intérêt vient de ce qu'elle risque, par ses complications, de mettre en danger la vie de la mère et de l'enfant, bien que cette éventualité soit devenue rare. Elle impose donc une vigilance particulière et une surveillance attentive, associées à des mesures thérapeutiques précises.

En réalité, l'hypertension au cours de la grossesse recouvre deux ordres de faits très différents dans leur nature, dans leurs symptômes et dans leur évolution.

Il faut distinguer en effet, selon la date de survenue de l'hypertension :

L'hypertension précoce, constatée dans le 1er ou le 2e trimestre, qui est une hypertension *révélée,* par la grossesse, mais qui, sans doute, lui préexistait ; elle est, en fait, indépendante de la gestation, à laquelle elle survivra assez souvent après la délivrance.

L'hypertension du 3e trimestre, véritable hypertension de la grossesse, qui représente une complication. Longtemps appelée « toxémie gravidique », elle est plus sûrement connue sous le nom de sa redoutable complication : *l'éclampsie.*

— *L'hypertension précoce* est parfois *secondaire* à une affection *rénale ;* elle est plus souvent essentielle. L'élévation tensionnelle y est en général isolée, qualifiée de modérée ou de sévère selon que la minima dépasse ou non 11 cm de mercure. Son évolution immédiate est en général excellente, si elle est bien surveillée et bien traitée. Les formes sévères peuvent évoluer en l'absence de traitement, vers l'éclampsie, mais cette éventualité est devenue rarissime.

Le pronostic, en ce qui concerne la mère, dépend de l'importance des chiffres tensionnels et de l'évolution sous traitement ; il n'est pas différent des hypertensions en dehors de la grossesse. L'existence du foetus n'est pratiquement jamais menacée.

Il n'est pas rare que le phénomène se reproduise au cours des grossesses suivantes pour évoluer un jour vers une hypertension permanente ; ce qu'on observe dans 20 à 30 % des cas.

— *L'hypertension gravidique vraie* a une physionomie bien différente, qui fait d'elle le type même de la grossesse à risque : elle réalise en effet le premier facteur d'anomalie ou de mortalité du foetus.

Son incidence est d'environ 10 à 15 % des gestations, souvent sur un terrain particulier. Schématiquement, c'est au cours d'une première grossesse, chez une femme de 30 ans et plus qu'on la découvre ; elle est plus fréquente s'il s'agit de jumeaux.

On retrouve souvent dans les antécédents une prédisposition familiale, soit à l'éclampsie, soit à l'hypertension ; l'obésité, les conditions socio-économiques défavorables, sont aussi des facteurs favorisants.

Elle peut prendre deux aspects :

— le premier est celui d'une hypertension isolée, de degré variable ; seule sa survenue après la 26e semaine permet de la tenir pour une hypertension gravidique vraie. Son pronostic est bon si on prend les mesures thérapeutiques nécessaires ;

— le second, associe à l'hypertension la présence d'albumine dans les urines, et parfois des œdèmes, qui diffèrent de ceux de la grossesse banale par leur prédominance à la partie supérieure du corps. C'est le tableau de la *toxémie gravidique* ou *pré-éclampsie*. Elle se signale souvent par une prise de poids brutale.

L'atteinte rénale, dont témoigne l'albuminurie, y est constante et parfois sévère ; l'élévation de l'acide urique dans le sang en est un témoin fidèle et permet d'en suivre l'évolution.

De façon imprévisible, peut survenir la redoutable éclampsie, appelée aussi *encéphalopathie hypertensive,* car elle se manifeste surtout par des maux de tête violents associés à des convulsions et à des vomissements en rapport avec un oedème cérébral ; à l'extrême, la malade tombe rapidement dans le coma.

L'éclampsie est devenue heureusement très rare (1 pour 1.000 cas d'hypertension gravidique) car la vie de la mère, et surtout de l'enfant, y est en danger : le taux de mortalité du fœtus est multiplié par 4 s'il y a association d'hypertension et d'albumine dans les urines et par 9 en cas d'éclampsie. De plus, en cas d'évolution favorable, l'enfant sera souvent prématuré, chétif et fragile.

La cause de la toxémie gravidique reste très mal connue : on a souvent évoqué, dans le passé, un trouble d'irrigation du placenta ; les théories actuelles incriminent aussi un trouble de l'immunité : le fœtus, porteur des gènes paternels et maternels, est en effet une sorte de greffon qui a normalement la faculté de neutraliser les réactions immunitaires de la mère envers les gènes étrangers du père ; la toxémie gravidique serait dûe à une défaillance de cette propriété.

Dernier point : l'hypertension gravidique vraie ne se pérénnise pas : elle disparaît après l'accouchement.

Hypertension artérielle et contraception orale (« la pilule »)

Quelle pilule ? Ce qu'on appelle communément « la pilule » est un mélange en proportions diverses des deux hormones sécrétées par l'ovaire durant la deuxième moitié du cycle menstruel : la folliculine, qui entre dans le groupe des *œstrogènes* et la progestérone qui est l'hormone du corps jaune, cette cicatrice de l'ovaire après l'expulsion de l'ovule.

Leur action conjuguée est destinée à préparer la muqueuse utérine à accueillir (on dit « nider ») l'ovule éventuellement fécondé.

De ces deux hormones, seule la fraction œstrogénique est capable de déclencher une hypertension ; il est important de souligner que le risque est le même pour les pilules micro-dosées et pour les autres.

Dans quelle proportion ? Rassurez-vous : dans 2 % à 4 % des cas seulement, (soit deux fois plus que chez les femmes qui ne prennent pas de contraceptif). Néanmoins, la contraception orale est la cause la plus fréquente des hypertensions secondaires.

En réalité, la pression artérielle augmente chez la plupart des femmes sous pilule, mais cette augmentation est généralement faible. Elle est pourtant suffisante pour amener un accroissement incontestable, bien que minime, de la mortalité chez les femmes jeunes.

A quel moment se constitue l'hypertension ? Rarement dès le début ; elle est d'autant plus fréquente que la contraception est plus ancienne : c'est en général dans la 5e année qu'on la découvre.

Le risque est-il le même pour toutes ? Pas vraiment ; l'hypertension est nettement plus fréquente après 35 ans, ou après 30 ans si elle est associée au tabagisme ; plus fréquente aussi chez les obèses et chez les femmes qui ont des antécédents familiaux d'hypertension artérielle.

Par quel mécanisme ? Probablement par la mise en jeu anormale du système rénine-angiotensine-aldostérone : les œstrogènes agissent sur le foie et augmentent la libération d'un précurseur de la rénine, déclenchant ainsi la réaction en chaîne que nous avons déjà décrite : activation de l'angiotensine, qui entraîne vasoconstriction et sécrétion d'aldostérone, d'où rétention de sodium et d'eau et augmentation de la volémie. L'hypertension résulte de la conjonction des deux mécanismes.

L'hypertension dûe aux contraceptifs est en général modérée et n'a pas d'aspect particulier ; elle peut rarement être sévère et entraîner des lésions rénales durables.

Quel est son devenir ? Après l'arrêt (indispensable) de la pilule, l'hypertension disparaît dans la moitié des cas dans les trois à six mois ; dans l'autre moitié, elle persiste à bas bruit pour devenir permanente au fil des années. On pense de plus en plus qu'en fait, la prise de contraceptifs ne serait que le révélateur d'une hypertension latente. De toute manière, il est évident que l'existence d'une hypertension sous œstrogène impose l'utilisation d'un autre mode de contraception.

Répétons, néanmoins, que cette hypertension est rare et le plus souvent bénigne.

Que devez-vous faire en pratique ?

Si vous avez l'intention de prendre la pilule, il est prudent de tenir compte d'un certain nombre de conseils .

Choisissez un autre moyen de contraception :

- Si vous avez plus de 35 ans, ou plus de 30 ans et si vous fumez.
- Si vous avez des antécédents personnels ou familiaux d'hypertension, de phlébite ou d'embolie pulmonaire, d'attaque cardiaque ou cérébrale.
- Ne prenez jamais la pilule avant d'avoir fait pratiquer par votre médecin un bilan sanguin, gynécologique et médical complet, comportant la prise de la pression artérielle.

• Faites prendre régulièrement votre pression artérielle trois mois après le début de la prise d'œstrogènes et régulièrement ensuite tous les six mois.

Que penser de l'utilisation des œstrogènes après la ménopause ?

D'utilité discutée par les spécialistes, mais d'usage largement répandu, le traitement des troubles de la ménopause par les œstrogènes ne pose pas, en général, de problème cardiovasculaire.

Que faire si survient une hypertension artérielle ?

Il faut d'abord tenir compte de la fréquence bien connue (30 à 40 %) de l'hypertension chez la femme ménopausée. Les œstrogènes jouent-ils un rôle favorisant ? C'est difficile à affirmer. On est sûr d'une chose : seuls, les œstrogènes de synthèse sont en cause. La conduite est donc simple : en cas de pression artérielle anormale après la ménopause, il est sage, soit de s'abstenir d'œstrogènes, soit d'utiliser des œstrogènes naturels.

L'hypertension du troisième âge

La pression artérielle augmente avec l'âge dans les pays occidentaux, la chose est démontrée. Cette augmentation n'est pourtant pas inéluctable ; elle a ceci de particulier qu'elle porte parfois sur la seule pression systolique (la maxima) alors que la diastolique reste normale ou s'abaisse légèrement. Une autre singularité de la pression artérielle à cet âge est son instabilité, bien plus grande que chez l'adulte. Des mesures répétées sont donc nécessaires pour affirmer l'existence d'une hypertension artérielle permanente.

Quels sont les chiffres tensionnels normaux chez le sujet âgé ?

On est tenté d'admettre des limites supérieures à celles de l'adulte : il n'en n'est rien. Les études prospectives le démontrent : en termes de facteurs de risque, les normes tensionnelles sont les mêmes que chez l'adulte, c'est-à-dire 16 pour la maxima et 9,5 pour la minima.

Deux formes.

L'hypertension du troisième âge peut revêtir deux visages :

— elle peut porter sur la maxima et la minima *(hypertension systolodiastolique)* ce qui représente 30 à 50 % des cas ;

— elle peut porter uniquement sur la maxima, qui dépasse 16 cm alors que la minima est inférieure ou égale à 9,5 cm : c'est *l'hypertension systolique pure* qui se rencontre dans 20 à 30 % des cas.

L'élévation de la systolique peut parfois atteindre des chiffres élevés : 25, 28 cm, apparemment très bien supportés, avec une minima à 7 par exemple. En position debout, on note souvent une chute de plusieurs points qui doit être systématiquement recherchée avant tout traitement.

Quel est le mécanisme de cette hypertension systolique ? Il est bien défini : c'est une augmentation de la rigidité de l'aorte et de ses branches. Les gros vaisseaux jouent en effet un rôle particulier dans la régulation du flux sanguin : en raison de leur élasticité très grande, ils stockent une partie de l'ondée sanguine éjectée par le ventricule gauche et la restituent ensuite en assurant un débit continu dans les artérioles. Avec l'âge, l'athérosclérose ou l'artériosclérose, les fibres élastiques disparaissent, la souplesse diminue, l'obstacle réalisé par des tuyaux rigides augmente le travail du ventricule gauche et provoque une augmentation de sa pression systolique.

Quel risque ?

Il y a deux ou trois décennies, les médecins croyaient fermement que l'hypertension du 3e âge était bénigne, voire même bénéfique, pour assurer une meilleure perfusion des organes. Cet optimisme a vécu ; les enquêtes épidémiologiques sont formelles : le risque vasculaire est proportionnel à l'élévation de la pression artérielle systolique ; il est multiplié par deux dès quelle dépasse 16 cm.

L'hypertension maligne

Cette forme particulière d'hypertension artérielle associe une pression diastolique élevée, supérieure à 13 cm, et une atteinte sévère du fond d'œil au stade IV caractérisé par un œdème papillaire, des hémorragies et des dépôts fibrineux appelés exsudats témoignant de lésions majeures des artères rétiniennes. Naguère fatale, justifiant son qualificatif de « maligne », cette forme d'hypertension est maintenant curable pourvu que sa reconnaissance et son traitement soient entrepris d'urgence. Rarement réalisé d'emblée, le tableau d'hypertension maligne représente habituellement l'évolution accélérée de n'importe quel type d'hypertension, essentielle ou secondaire ; parmi ces dernières, ce sont les formes dûes à une maladie des reins qui sont les plus nombreuses.

Sa fréquence a nettement diminué depuis l'existence de traitements efficaces de l'hypertension commune. Elle représente actuellement 1 % des cas, les hommes étant deux fois plus souvent atteints que les femmes, avec deux pics de fréquence vers 25 et 40 ans.

Un tableau dramatique

Parfois bien tolérée, l'hypertension maligne prend le plus souvent l'aspect d'une maladie grave. Les signes annonciateurs sont souvent des troubles de la vue, avec diminution brutale de l'acuité visuelle, associés à des maux de tête rapidement intolérables. Des nausées, des vomissements s'y ajoutent pour réaliser au maximum le tableau de l'encéphalopathie hypertensive par vaso-dilatation et œdème cérébral. Plus ou moins rapidement, vont survenir des signes d'atteinte rénale, caractéristique principale de la maladie et élément essentiel de son pronostic. La baisse du volume des urines précède l'augmentation du taux de l'urée dans le sang, aboutissant, en l'absence de traitement, à la grande urémie. Dans les urines, il est constant de trouver de l'albumine et des globules rouges. Le stigmate anatomique de la maladie est en effet le caractère prononcé de l'atteinte des artérioles rénales, avec obstruction de la plupart d'entre elles par des dépôts de fibrine (néphroangiosclérose maligne). L'ischémie rénale secondaire à l'atteinte artérielle stimule le système rénine-angiotensine qui augmente les résistances artériolaires et aggrave l'hypertension dans un véritable cercle vicieux. Une insuffisance cardiaque vient souvent s'ajouter aux manifestations cérébrales et rénales.

L'évolution.

Avant les traitements modernes, la mort survenait en moins d'un an dans 90 % des cas ; actuellement, 70 % des sujets atteints d'hypertension maligne survivent au bout de 4 ans, pourvu qu'un traitement soit entrepris d'urgence dès les premiers signes annonciateurs, et si possible avant que surviennent les redoutables lésions des artérioles rénales. Le meilleur signe prémonitoire d'évolution sévère d'une hypertension reste l'apparition, au fond d'œil, d'hémorragies et d'exsudats réalisant le stade III d'hypertension accélérée.

Le traitement de l'hypertension maligne ne diffère pas fondamentalement du traitement de l'hypertension artérielle ; il utilise les mêmes classes de médicaments mais en association, d'emblée, à doses rapidement croissantes, variables avec les résultats obtenus. Ce traitement ne sera de toute façon entrepris qu'en milieu hospitalier.

Les hypertensions secondaires

Plus de 9 fois sur 10, l'hypertension se présente comme n'ayant pas de cause décelable malgré un bilan correct. On parle d'hypertension artérielle essentielle.

Dans environ 1 cas sur 20, l'hypertension est dite *secondaire,* ou encore de *« cause curable ».* Cela veut dire que nos moyens d'investigation permettent de préciser la cause de l'hypertension et que celle-ci peut être améliorée ou guérie par la correction de l'anomalie.

Les principales causes des hypertensions artérielles secondaires et leurs mécanismes sont schématisés dans les tableaux ci-joints. Pour la plupart, elles intéressent deux organes impliqués dans la régulation de la pression artérielle, le rein et la glande surrénale.

1. Les hypertensions par maladie de l'artère rénale (réno-vasculaires)

Elles sont dues à un rétrécissement de l'artère qui entraîne une réduction de l'apport sanguin au rein (ischémie). La chute du débit sanguin rénal déclenche la sécrétion de rénine, d'angiotensine et d'aldostérone. L'hypertension résulte de ce mécanisme, destiné à sauvegarder l'irrigation du rein. La cure chirurgicale de la sténose rétablit un apport sanguin correct et permet de guérir l'hypertension.

CAUSES DES HYPERTENSIONS ARTERIELLES SECONDAIRES

1° Maladies de l'artère rénale
- Sténose athéromateuse ou fibro-dysplasique
- Dissection
- Anévrisme artériel ou artérioveineux.

2° Maladies rénales
- Glomérulo-néphrite
- Néphropathie interstitielle
- Pyélonéphrite et tuberculose rénale
- Polykystose rénale
- Tumeur à rénine.

3° Maladies des glandes surrénales
- Phéochromocytome
- Syndrome de Conn (adénome ou hyperplasie)
- Hypercorticisme

4° Coarctation aortique

5° Hypertension iatrogène, dépendant de :
- Produits hormonaux (corticoïdes, pilule contraceptive, réglisse)
- De médicaments anti-inflammatoires
- De produits agissant sur le système nerveux (gouttes nasales, modérateurs de l'appétit).

MÉCANISMES EN CAUSE DANS LES HYPERTENSIONS SECONDAIRES.

1. **Excès de sécrétion d'hormones :**
   - Catécholamines : phéochromocytome.
   - Aldostérone : adénome de Conn.
   - Cortisol : syndrome de Cushing.
2. **Excès de rénine :**
   - Sténose des artères rénales.
   - Tumeur à rénine.
3. **Augmentation du volume circulant** par incapacité du rein à éliminer complètement l'eau et le sel : glomérulonéphrite aiguë.
4. **Obstacle mécanique sur l'aorte :** coarctation aortique.

2. Les hypertensions d'origine rénale

L'hypertension peut-être liée à une maladie des reins, parfois curable. Son mécanisme est loin d'être élucidé, mais il existe indiscutablement dans certains cas une sécrétion excessive de rénine par le rein malade.

3. Les hypertensions d'origine surrénale

Les glandes surrénales sécrètent plusieurs hormones qui participent également à la régulation de la pression artérielle ; les principales sont *l'aldostérone, le cortisol* et *l'adrénaline.* L'hypertension peut être due à une sécrétion excessive d'une de ces hormones, par une tumeur bénigne ou maligne ou simplement par une hyperplasie, c'est-à-dire par une augmentation du nombre et de la taille des cellules sécrétant l'hormone.

4. La coarctation

A ces trois causes principales, il faut encore ajouter une affection moins fréquente, le *rétrécissement de l'isthme de l'aorte ou coarctation,* également curable par la chirurgie.

5. L'hypertension « iatrogène »

Enfin, ces dernières années, on a constaté que *l'utilisation de certains médicaments ou substances végétales* pouvait induire une hypertension. On parle alors d'hypertension « iatrogène » : dans ce cas, il suffit de rechercher soigneusement les agents responsables et de les supprimer pour guérir l'hypertension.

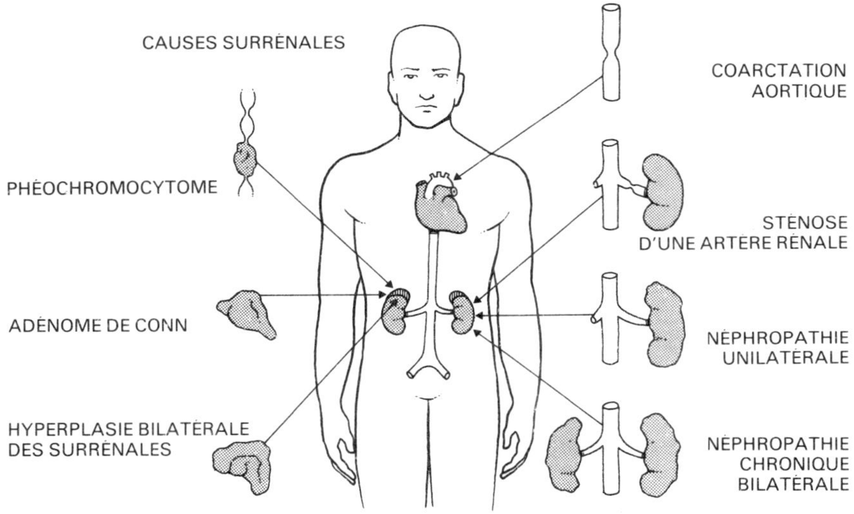

PRINCIPALES CAUSES D'HYPERTENSION ARTÉRIELLE SECONDAIRE

La préoccupation essentielle du médecin lors de la première consultation sera donc de rechercher l'une de ces causes curables.

Les signes d'appel

Les signes évocateurs d'une maladie des reins :

— à l'interrogatoire.

• les antécédents de coliques néphrétiques ou de cystites (de « colibacillose ») à répétition, l'émission de sang dans les urines, parfois la notion de traumatisme lombaire.

• l'existence d'une albuminurie.

— à l'examen.

• la palpation de gros reins.

• l'auscultation d'un souffle des artères rénales, en avant de chaque côté de l'ombilic, en arrière dans les fosses lombaires.

Les signes évocateurs d'une maladie des surrénales :

— des crises de palpitations associées à des sueurs et à des maux de tête, caractéristiques d'une tumeur surrénale sécrétant de l'adrénaline. (le phéochromocytome) ;

— une fatigue musculaire et des crampes, l'abaissement du taux sanguin de potassium, se rencontre dans un autre type de tumeur surrénale sécrétant de l'aldostérone (syndrome de Conn).

Les examens spécialisés

Différents examens peuvent aider à trouver la cause d'une hypertension secondaire, en explorant les organes le plus souvent impliqués (artères rénales, reins, surrénales etc.). Ces examens ne sont jamais systématiques : ils viennent compléter le bilan minimum de l'OMS, tel qu'il a été décrit par ailleurs, en fonction des orientations fournies par l'interrogatoire et l'examen clinique.

Ils peuvent être séparés en trois groupes :

— examens radiologiques.

— dosages hormonaux.

— examens non invasifs, c'est-à-dire externes, ne comportant pas de ponction artérielle ou veineuse.

I. Les examens radiologiques

1. L'urographie intra-veineuse. Il s'agit d'une radiographie des reins après injection intra-veineuse d'un produit opaque qui s'élimine par les voies urinaires. On obtient successivement l'image des deux reins et de leurs voies excrétrices (bassinets, uretères et vessie).

L'urographie est faite chez l'hypertendu avec une technique un peu particulière ; elle comporte, en effet, des clichés minutés après injection du produit de contraste : toutes les minutes pendant les cinq premières minutes ; à dix minutes ; puis plus tardivement. On peut ainsi étudier en même temps les fonctions secrétoire et excrétoire des reins.

Quand faut-il la demander ? Lorsque l'hypertension est grave, qu'elle résiste à l'utilisation de plusieurs médicaments efficaces, ou qu'on suspecte une maladie du rein ou des artères rénales (notion de colique néphrétique, d'infection urinaire à répétition, d'albuminurie ou de souffle abdominal).

Que peut-on en attendre ?

— La modification de la taille ou de la forme d'un ou des deux reins peut indiquer une maladie rénale.

— Le retard d'opacification d'un côté est un signe évocateur de rétrécissement de l'artère rénale ; il traduit le ralentissement de l'apport sanguin lié à la sténose de l'artère.

2. L'artériographie rénale consiste à injecter un produit opaque dans l'aorte de façon à opacifier les artères rénales à la recherche d'un rétrécissement. Elle nécessite une courte hospitalisaton de l'ordre de 2 à 3 jours.

Quand faut-il la demander ?

— Devant un souffle abdominal ou sous-costal.

— Devant une anomalie de l'urographie évoquant une maladie artérielle rénale.

— Devant une hypertension sévère d'apparition récente chez un sujet jeune, ce qui fait penser à une cause curable.

— Quand l'hypertension est rebelle au traitement.

— Enfin dans le bilan systématique d'une hypertension maligne.

Technique. Elle est le plus souvent réalisée par ponction fémorale ; mais lorsque l'on a des raisons de penser que l'artère est le siège de lésions athéromateuses graves, il est prudent de passer par voie lombaire. A travers l'aiguille de ponction, est introduit un tuyau très fin, de l'ordre de 1 à 2 mm de diamètre, appelé cathéter, que l'on pousse dans l'aorte jusqu'au-dessus de la naissance des artères rénales. Des clichés sont pris de face, parfois de profil et en incidence oblique, de façon à bien dégager tous les segments de l'artère. Les rétrécissements athéromateux siègent plus souvent à l'origine, les sténoses par fibro-dysplasie plutôt sur le tronc de l'artère.

3. **L'angiographie numérisée** est une technique plus récente. Son grand avantage est de ne nécessiter qu'une simple injection intra- veineuse et une petite quantité de liquide de contraste.

Son principe repose sur l'utilisation, comme en radiologie conventionnelle, d'un faisceau de rayons X qui est reçu par un amplificateur de brillance. Les informations sont ensuite transmises à une caméra de télévision qui les transforme en un signal électrique. Le signal est alors « numérisé » grâce à un convertisseur ; cette numérisation consiste à traduire chaque nuance de contraste en une valeur chiffrée qui est ensuite stockée dans un ordinateur, puis reconstituée. On peut aussi améliorer la qualité de l'image, en soustrayant celles qui n'ont pas d'intérêt (ici les images non vasculaires).

Cette méthode est tout à fait applicable à l'examen de l'aorte et des artères rénales ; elle remplace avantageusement, dans certaines de ces indications, l'artériographie, bien que la définition de l'imagerie reste dans l'ensemble inférieure à celle-ci.

4. **La cystographie** est l'opacification de la vessie par le produit de contraste. Elle est visible aux temps tardifs de l'urographie. De meilleures images sont obtenues en remplissant directement la vessie soit par une sonde uréthrale, soit par ponction directe au-dessus du pubis. On peut, au cours du remplissage, rechercher le reflux de l'urine de la vessie dans les uretères jusqu'aux cavités rénales (reflux vésico-urétéral). Cette anomalie peut être cause d'une infection chronique du rein.

5. **La phlébographie surrénale.** Elle consiste à opacifier les veines surrénales pour rechercher un adénome de Conn. Cette technique est délicate et ne donne de bons résultats que dans des mains très entraînées. L'opérateur monte une sonde dans la veine cave inférieure jusqu'à l'abouchement des veines surrénales et injecte un produit opaque à contre-courant de façon à dessiner le réseau veineux de la glande.

6. **Le scanner ou tomo-densitométrie.** Cet examen radiologique a révolutionné, depuis quelques années, les méthodes d'exploration. Il consiste à prendre des clichés en coupes horizontales, à transmettre les images ainsi recueillies à un ordinateur puis à les reconstruire. On obtient ainsi une précision inégalée, notamment dans le contour des tumeurs. Chez l'hypertendu, cet examen est surtout utile lorsqu'on veut explorer les surrénales : les phéochromocytomes (tumeurs de la médullo- surrénale) sont généralement d'une taille suffisante pour être accessibles. Par contre, trop souvent, les petits adénomes de Conn sont à la limite de la définition de l'appareillage.

II. Les dosages hormonaux.

1. Le dosage de la rénine doit être pratiqué dans des conditions parfaitement standardisées pour pouvoir être interprété : le taux de rénine varie en effet avec les positions, la teneur en sel du régime et la prise de plusieurs anti-hypertenseurs. Son dosage est indirect (activité rénine-plasmatique). Les valeurs normales sont comprises entre 0,7 et 3 ng/ml/heure en position debout.

Une rénine très basse associée à une hypo-kaliémie oriente vers un adénome de Conn, une rénine haute vers le rétrécissement d'une artère rénale. Le niveau de rénine pourrait également guider le choix des médicaments : les hypertensions à rénine basse réagiraient aux diurétiques, les hypertensions à rénine haute aux béta- bloquants.

2. L'aldostérone, hormone de l'eau et du sel, peut être dosée dans le sang, ou dans les urines à partir de ses produits d'élimination. L'excès de sécrétion d'aldostérone ou « hyper-aldostéronisme » peut être primaire, quand l'hormone est sécrétée de façon autonome par la glande comme dans l'adénome de Conn, ou secondaire avec stimulation du système rénine-angiotensine dans les hypertensions sévères.

3. Dosage des VMA et des catécholamines.

Ces dosages sont pratiqués dans le diagnostic des phéochromocytomes, tumeurs de la médullo-surrénale sécrétant des catécholamines.

Le VMA (acide vanyl-mandélique) est le produit de dégradation le plus important des catécholamines. Le dosage se fait sur un recueil de la totalité des urines des 24 heures acidifiées par l'acide chlorhydrique, en prenant la précaution de supprimer du régime certains aliments tels que la vanille, le thé, le café et les bananes qui peuvent affecter les dosages. Les valeurs normales sont de 3 à 6 mg/24 h. Les catécholamines sont également dosées dans les urines sous forme libre (adrénaline, noradrénaline) ou dérivée (métadrénaline, normétadrénaline). Les dosages dans le sang sont beaucoup plus complexes. En pratique, le dosage des V.M.A. est l'examen de base pour la recherche d'un phéochromocytome.

4. Le cathétérisme des veines rénales et surrénales. Il consiste à monter un cathéter dans la veine cave inférieure jusqu'à l'émergence des veines rénales ou surrénales et a prélever du sang pour doser la rénine ou l'aldostérone. Dans le sang veineux rénal, une forte quantité de rénine fait penser à une responsabilité du rein dans l'hypertension ; dans le sang veineux surrénal, une grande quantité d'aldostérone permet de localiser un adénome de Conn.

III. Les méthodes non invasives.

1. Méthodes utilisant les ultra-sons : *Echographie et Doppler.*

Les ultra-sons sont des vibrations acoustiques dont la fréquence dépasse le seuil d'audibilité de l'oreille humaine. Leurs deux propriétés : l'effet *sonar* qui permet le repérage des structures en profondeur, et l'effet *Doppler* qui permet l'étude des flux sanguins artériels, sont à la base de l'Echographie et du Doppler. L'échographie permet d'étudier les reins, la vessie, et de détecter au niveau des gros vaisseaux la présence de plaques d'athérome. Le Doppler permet le dépistage des sténoses artérielles. Son application est délicate au niveau des artères rénales en raison de leur profondeur.

2. La scintigraphie consiste à injecter dans l'organisme un corps radio-actif ou « traceur », à doses infinitésimales. Le rayonnement est capté par une caméra spéciale, couplée à un système de traitement de l'information : il permet de reconstituer les images de la tumeur et d'avoir une idée de son avidité pour le traceur. Les corps utilisés sont le iodocholestérol pour la corticosurrénale et la méthyl-iodo-benzyl- guanidine (MIBG) pour la médullo surrénale.

*
* *

En pratique, l'exploration de l'hypertension doit procéder par étapes :

— le bilan minimum obligatoire est celui recommandé par l'OMS.

— dans la recherche d'une hypertension secondaire trois examens sont particulièrement importants : l'urographie intra-veineuse, le dosage des V.M.A. et celui de l'activité rénine-plasmatique.

Les autres investigations ne seront ultérieurement envisagées que s'il existe des signes d'appel nets en faveur d'une cause. Elles nécessitent pour la plupart une hospitalisation de quelques jours ; l'hôpital de jour, lorsqu'il est possible, représente une alternative commode : il permet de réaliser ces bilans en un minimum de temps et avec le maximum de sécurité.

*
* *

Voyons maintenant plus en détail les différentes causes d'hypertension secondaire qu'on aura pu ainsi déceler.

Les maladies des artères rénales

Le rétrécissement ou sténose d'une ou des deux art
probablement la cause la plus fréquente des hypertensions
peut être lié au développement de l'athérome sur les artères
ron 60 % des cas), en général après 50 ans, ou à une maladi
mateuse de la paroi, qui est épaissie. Cette lésion congénital
à 40 % des sténoses) appelée fibrodysplasie atteint plus ...liers la femme jeune.

Le seul signe clinique est la constatation (à l'auscultation de l'abdomen au niveau de l'ombilic) d'un souffle systolique lié aux turbulences du courant sanguin à travers la sténose. Ce signe, qu'on recherche en appuyant profondément le pavillon du stéthoscope, est un bon élément d'orientation. Le diagnostic peut être confirmé par *l'urographie intraveineuse* lorsqu'elle montre du côté de la sténose un rein de plus petite taille, un retard d'injection au temps précoce et une image très contrastée (trop belle image) à 10 minutes. En fait, surtout si l'on envisage une réparation chirurgicale de la sténose, il est bon d'avoir des images directes de l'artère. Celles-ci peuvent être obtenues par une *artériographie,* examen qui demande une hospitalisation d'une brève durée ou par une « angiographie numérisée ». En cas d'athérome, le rétrécissement est situé dès l'origine de l'artère, souvent suivi d'une dilatation. Par contre dans le fibro-dysplasie, les lésions, beaucoup plus étendues, intéressent le tronc et les branches des artères rénales avec des rétrécissements réguliers ou irréguliers en « perles enfilées ».

Une fois la sténose mise en évidence, il faut encore s'assurer que c'est elle qui provoque l'hypertension. On y parvient en prélevant par *cathétérisme* un peu de sang au niveau des deux veines rénales. On admet que la sténose est responsable de l'hypertension lorsque la sécrétion de rénine est franchement augmentée du côté de la sténose.

Le traitement des sténoses des artères rénales est essentiellement chirurgical. Le traitement de ses conséquences, c'est-à-dire de l'hypertension, peut éventuellement se fonder sur les médicaments. A vrai dire, même si son champ s'est étendu par l'utilisation de nouveaux produits très puissants, le traitement médical hérite les contre-indications de la chirurgie lorsque une insuffisance coronaire ou rénale interdit d'opérer. Inversement l'intérêt de la chirurgie est, d'une part de corriger l'hypertension en supprimant sa cause, d'autre part d'éviter que le rétrécissement de l'artère rénale n'évolue, faisant courir le risque d'une oblitération et de la perte du rein.

L'intervention consiste, dans la plupart des cas, à supprimer la zone rétrécie et à la remplacer par une veine prélevée à la partie supérieure de la cuisse. On peut aussi, lorsque les conditions locales s'y prêtent, se con-

[illegible] d'enlever la zone sténosée. Une nouvelle technique, la dilatation [illegible]a-luminale est apparue plus récemment : elle consiste à dilater la région rétrécie à l'aide d'un cathéter muni d'un ballonet gonflable. Cette méthode est particulièrement intéressante, dans la mesure où elle ne nécessite qu'une immobilisation très limitée (de l'ordre de trois jours d'hospitalisation) et qu'elle ne ferme pas la porte à une chirurgie ultérieure. Il est encore trop tôt pour juger de ses résultats à long terme.

L'hypertension d'origine rénale

L'hypertension artérielle peut compliquer avec une fréquence variable tous les types de maladies rénales.

1° *Les glomérulo-néphrites,* qu'il s'agisse de glomérulo-néphrite aigüe secondaire à une angine à streptocoque ou à la scarlatine, ou chronique.

Celle-ci est caractérisée par une atteinte progressive de la fonction rénale, une hématurie fréquente et une protéinurie. *L'urographie intraveineuse* montre que les deux reins sont petits, de forme régulière. *La ponction biopsie* (prélèvement d'un fragment du rein pour examen histologique) permet de déterminer plus précisément le type de glomérulo-néphrite et d'avoir une idée de son pronostic.

2° *Les néphropathies interstitielles chroniques* sont des maladies du rein *secondaires à des infections urinaires* répétées, au diabète ou à l'ingestion prolongée de médicaments toxiques pour le rein tels que la Véganine®. L'hypertension y est moins fréquente, le plus souvent modérée.

3° *La polykystose rénale* est une maladie congénitale, souvent familiale. Les reins sont progressivement envahis par de nombreux kystes liquidiens et prennent un volume suffisamment important pour qu'ils soient souvent palpables. Les kystes sont bien visibles à l'urographie intraveineuse ou mieux encore à *l'échographie,* qui permet d'en surveiller commodément l'évolution. La polykystose peut se compliquer dans quelques cas d'hématuries, de coliques néphrétiques, de l'infection d'un kyste ou, surtout, d'une insuffisance rénale ; mais dans l'ensemble l'affection est longtemps bien tolérée.

4° *Les maladies unilatérales du rein* sont définies par l'existence d'un petit rein dont les principales causes sont : la pyélonéphrite chronique, la tuberculose rénale et l'hypoplasie rénale segmentaire. L'urographie met en évidence un petit rein dont l'aspect est en général suffisamment évocateur pour qu'il puisse être rattaché à sa cause.

— *La pyélonéphrite chronique* est une infection rénale parfois associée à un reflux de l'urine de la vessie dans l'uretère. Elle se manifeste par des poussées de fièvre simulant une grippe ; son aspect urographique est celui d'un petit rein à sécrétion pâle avec irrégularité des contours, déformation convexe du fond des calices et amincissement de la corticale.

— A sa période cicatricielle, la *tuberculose rénale* donne un petit rein avec parfois un aspect de caverne.

— *L'hypoplasie rénale segmentaire* est une anomalie congénitale, plus fréquente chez la femme. Outre l'hypertension, elle peut se manifester par des infections urinaires, une protéinurie et s'associe souvent à un reflux. L'urographie montre un rein de taille réduite avec une déformation de certains des calices en « massue » affleurant la corticale, qui semble avoir disparu à ce niveau.

5° Enfin, il existe quelques cas très rares de *tumeurs bénignes,* sécrétant de la rénine. Elles donnent des hypertensions très sévères, associées à une chute du taux de potassium et à une forte élévation de la rénine dans le sang. Elles sont guéries par la chirurgie.

L'hypertension d'origine surrénale

Les surrénales sont des glandes profondément situées dans l'abdomen au-dessus et en-dedans des reins. Elles comportent une enveloppe appelée corticale et une partie centrale médullaire qui, toutes deux, sécrètent des hormones impliquées dans le contrôle de la pression artérielle : adrénaline pour la médullo-surrénale ; aldostérone et cortisol pour la cortico-surrénale. On connaît un certain nombre de circonstances où la prolifération du tissu surrénal sécrète un excès d'hormones et provoque une hypertension. Il peut s'agir de simples « hyperplasies », de tumeurs bénignes, beaucoup plus rarement malignes.

— *Le phéochromocytome* est une tumeur qui sécrète des catécholamines (adrénaline). C'est une lésion relativement rare puisqu'elle représente environ 0,5 % de l'ensemble des hypertensions. Dans la plupart des cas, il s'agit d'une tumeur de la médullo-surrénale, mais dans un cas sur six environ, elle a un siège différent (ganglions sympathiques para- vertébraux, vessie, thorax, cou).

Sa particularité est d'entraîner une *hypertension artérielle paroxystique :* le patient présente des malaises spontanés, ou déclenchés par les efforts, la palpation de l'abdomen, les mictions, la toux ; ils sont faits de crises de sueur associées à de violents maux de tête et à des palpitations en rapport avec une poussée d'hypertension ; en dehors des crises, la pression artérielle est souvent normale. Cet aspect est tout-à-fait évocateur, mais peut manquer : l'hypertension est bien souvent permanente ou même s'associe à une hypotension orthostatique (en position debout). D'autres signes témoignent d'une sécrétion excessive de catécholamines : des troubles du rythme, l'hypertrophie du muscle cardiaque et très souvent un diabète sucré.

Dans des circonstances aussi diverses, le diagnostic peut être fait au moyen des dosages hormonaux, en recherchant dans les urines l'augmentation de l'adrénaline, de la noradrénaline et de leurs dérivés (métanéphrines, acide vanylmandélique ou V.M.A.). Pour être valable, cette recherche doit être faite à plusieurs reprises.

Le traitement consiste *obligatoirement* en l'ablation chirurgicale de la tumeur en raison des dangers qu'elle fait courir (troubles du rythme, risques de rupture vasculaire au cours des accès hypertensifs).

La localisation de la tumeur est donc une étape importante avant de décider de l'intervention. Le volume des phéochromocytomes est très variable ; leur localisation est donc tantôt très facile, tantôt beaucoup plus délicate quand leurs dimensions sont de l'ordre du centimètre ou que leur localisation est inhabituelle. L'examen le plus simple est une urographie complétée de coupes frontales qui permettent parfois de visualiser la tumeur au niveau des surrénales. L'artériographie injecte parfaitement la tumeur qui est richement irriguée, mais n'est pas sans danger car elle peut déclencher des poussées hypertensives graves. Mieux vaut recourir à des méthodes dites « non invasives » : échographie abdominale, scanner. Une technique plus récente consiste à rechercher la fixation d'un produit marqué (isotope), la méthyl-iodo-benzyl-guanidine (M.I.B.G.) pour laquelle le tissu surrénal a une grande affinité. Cette méthode permet également, lorsque le phéochromocytome est cancéreux, de rechercher des foyers de fixation à distance traduisant des métastases.

Une fois la tumeur localisée, l'intervention doit être envisagée après une bonne préparation qui consiste à bloquer les effets périphériques des catécholamines en utilisant des médicaments alpha et éventuellement béta-bloquants. Cela permet de limiter les risques au moment de l'intervention car la manipulation de la tumeur, sa dissection, le clampage des pédicules veineux sont susceptibles de s'accompagner de très grandes variations tensionnelles.

— *Les hyperminéralocorticismes* (hyperaldostéronisme primaire syndrome de Conn).

Au niveau de la corticosurrénale, sont sécrétées différentes hormones appelées « minéralocorticoïdes » dont la plus importante est l'*aldostérone*.

• **L'hyperaldostéronisme :** L'excès de sécrétion d'aldostérone (ou hyperaldostéronisme primaire) est lié à une tumeur bénigne (adénome) le plus souvent de petite taille (moins de deux centimètres de diamètre) ou à une hyperplasie des cellules sécrétant l'aldostérone. L'aldostérone est une hormone qui garde le sel et laisse fuir le potassium de l'organisme. Cette fuite potassique explique la majorité des symptômes de la maladie : fatigue, accès de faiblesse musculaire, crises de tétanie souvent démasquées ou aggravées par la prise de diurétiques, parfois soif et urines abondantes. En fait, c'est la constatation d'un taux de potassium bas, qui oriente vers un hyperaldostéronisme primaire. Bien entendu cette hypokaliémie n'a de valeur que si elle a été vérifiée à plusieurs reprises, dans des conditions techniques correctes, et si on a éliminé les autres causes de fuite potassique : diarrhée, prise de laxatifs ou de diurétiques, d'eau de Vichy ou de boissons citronnées en grande abondance. La prise régulière de réglisse est capable de simuler l'hyperaldostéronisme primaire avec hypokaliémie. Un composant de la réglisse, l'acide glycyrrhizique, a des effets voisins de l'aldostérone, problème qui sera envisagé plus loin.

Si toutes ces causes ont été éliminées, il faut confirmer qu'il existe un excès d'aldostérone dans le sang et dans les urines. Ces dosages, minutieux, doivent être pratiqués dans des conditions standardisées, donc le plus souvent en milieu hospitalier. Il est également possible de savoir si la sécrétion hormonale est due à un adénome ou à une hyperplasie en utilisant des épreuves dites de « freination ».

La localisation de l'adénome est assez difficile en raison de sa petite taille. On utilise soit la phlébographie surrénale, soit la scintigraphie. Chacune des deux méthodes a ses avantages propres et ses limites.

Le traitement est différent selon qu'il s'agit d'un adénome ou d'une hyperplasie. En cas d'adénome, l'ablation de la tumeur permet de guérir l'hypertension. La chirurgie donne de mauvais résultats dans les hyperplasies et on préfère utiliser un diurétique, l'Aldactone. Ce produit a une formule chimique assez voisine de celle de l'aldostérone et permet d'en neutraliser les effets au niveau des récepteurs. Son utilisation prolongée présente malheureusement quelques inconvénients : augmentation du volume des seins et impuissance chez l'homme, troubles des règles chez la femme ; mais d'autres diurétiques ayant également la propriété de retenir le potassium peuvent être utilisés à titre de remplacement.

• **Les autres hypermineralocorticismes.** D'autres hormones que l'aldostérone (D.O.C., Corticostérone, 18 OH D.O.C.) peuvent donner beaucoup plus rarement une hypertension. Elles sont parfois associées à des troubles génitaux.

— *Les hypercorticismes.* (maladie de Cushing)

L'hypertension artérielle est une composante quasi constante du tableau clinique des hypercorticismes. Elle résulte d'une sécrétion excessive de cortisol par la surrénale. L'anomalie responsable peut être soit une tumeur maligne ou bénigne, soit une hyperplasie bilatérale des surrénales favorisée par la production exagérée d'une hormone hypophysaire, l'A.C.T.H. : c'est la *maladie de Cushing*.

L'hypertension s'explique probablement par le fait que le cortisol stimule la synthèse de l'angiotensinogène et par conséquent d'angiotensine qui, on le sait, fait monter la pression artérielle.

Il est en général assez facile de rapporter l'hypertension à sa cause, dans la mesure ou les patients ont une morphologie assez particulière : obésité touchant essentiellement la face et le tronc, qui contraste avec une fonte musculaire de la racine des membres, rougeur du visage et surtout vergetures pourpres, larges, intéressant la paroi abdominale et le tronc.

Le diagnostic est confirmé par la constatation de doses élevées de cortisol dans le sang et dans les urines. Dans le sang, il y a perte du rythme « circadien » c'est-à-dire que les taux d'hormones ne s'abaissent pas vers 16 h comme chez les sujets normaux. Des tests spéciaux aident à différencier tumeur et hyperplasie.

Cette distinction est très importante puisque dans le premier cas, le traitement consiste en l'ablation chirurgicale et que dans le second cas, au contraire, le traitement médical est basé sur des anticortisoliques de synthèse.

Pour localiser la lésion surrénale, on peut s'aider de la scintigraphie au iodocholestérol. L'artériographie ne donne des renseignements qu'en cas de cortico-surrénalome malin. On préfère ne pas faire de phlébographie en raison de la fragilité veineuse particulière observée dans cette maladie.

L'hypertension par coarctation de l'aorte

La coarctation est un rétrécissement congénital du calibre de la crosse aortique par un diaphragme fibreux siégeant peu après l'origine de l'artère sous-clavière gauche. Il en résulte une élévation de la pression artérielle dans la moitié supérieure du corps, et une baisse de pression dans la moitié inférieure, où le sang parvient grâce à une circulation de suppléance dite collatérale.

C'est une cause rare par rapport au tout venant des hypertensions, mais il faut y penser systématiquement chez un adulte jeune ou un enfant. Un geste simple, la palpation des artères fémorales au pli de l'aine, dont le pouls est amorti ou aboli, suffit à faire suspecter l'anomalie. Celle-ci est confirmée par une angiographie qui montre le siège et l'étendue du rétrécissement.

Toute coarctation, même si elle apparaît bien tolérée, doit être opérée, car elle risque de se compliquer. L'âge idéal pour intervenir est la fin de la première enfance. Plus tard, les risques opératoires sont plus importants. L'intervention, pratiquée pour la première fois il y a 35 ans par Crafoord, consiste à sectionner la partie rétrécie et à suturer les deux bouts de l'aorte saine. Il arrive qu'une hypertension résiduelle persiste après l'opération. C'est notamment le cas lorsque l'intervention a été tardive. Il faut alors vérifier que le rétrécissement ne s'est pas reproduit, ce qui ferait envisager une nouvelle intervention, et traiter médicalement l'hypertension.

L'hypertension iatrogène

« Iatrogène » ; littéralement : provoqué par le médecin. Autrement dit, il s'agit d'hypertensions artérielles qui peuvent être induites par des médicaments ou des produits végétaux. On connaît en effet un grand nombre de drogues susceptibles d'entraîner ou d'aggraver une hypertension. Très souvent ces cas sont méconnus parce que le sujet ne pense pas à signaler la prise d'une substance dont il ignore les effets secondaires ; c'est pourquoi la question doit être systématiquement posée par le médecin au cours du premier interrogatoire.

1° La réglisse. On sait depuis longtemps que l'ingestion de réglisse en grande quantité peut entraîner une hypertension artérielle. La réglisse (glycyrrhiza glabra) est un arbuste qui pousse dans les pays méditerranéens et au Moyen Orient. Nous avons tous mâchonné pendant notre enfance ses racines débitées en bâtons qui contiennent de l'acide glycyrrhizique (ou glycyrrhizine).

L'extrait de réglisse est largement utilisé dans la confiserie sous forme de pastilles, de plaquettes, de gommes ou de bonbons (les cachous), dans les boissons désaltérantes comme l'antésite ou le coco, ainsi que dans les pastis sans alcool. Certains tabacs à chiquer contiennent de la pâte de réglisse. Enfin, la réglisse est incorporée dans de nombreux médicaments, soit à des concentrations anodines comme édulcorant, soit comme médicament anti-ulcéreux.

La Carbenoxolone est un analogue de synthèse de l'acide glycyrrhéthinique présentant également une action anti-ulcéreuse. Les extraits « déglycyrrhizinisés » ont moins d'inconvénients mais se montrent moins efficaces.

L'acide glycyrrhizique a une structure chimique proche de celle de l'aldostérone, dont il simule les effets : l'absorption de plus de 500 mg par jour pendant au moins un mois déclenche une hypertension artérielle avec baisse du taux du potassium sanguin comme dans le syndrome de

Conn ; à la différence de celui-ci, la sécrétion d'aldostérone est normale ou basse. Il suffit d'arrêter l'intoxication pour que la pression artérielle revienne à la normale.

2° **La pilule** est le type même du médicament responsable d'hypertension iatrogène. Ce problème est traité au chapitre « Hypertension chez la femme ».

3° **Les médicaments à base de cortisone,** (les corticoïdes) utilisés dans le traitement de certains rhumatismes chroniques, de l'asthme, de maladies inflammatoires ou sous forme de pommades dans les maladies de peau, peuvent favoriser une hypertension dont le mécanisme est probablement proche de celle qui accompagne le syndrome de Cushing. Récemment, quelques cas d'hypertension ont été signalés lors de prises importantes de Ginseng, préparation tonique d'origine végétale provenant de Corée, avec des troubles assez comparables à ceux observés au cours des traitements par corticoïdes.

4° **Les anti-inflammatoires** couramment utilisés dans le traitement des rhumatismes, peuvent avoir parfois des effets défavorables sur la pression artérielle en réduisant l'action de certains médicaments anti- hypertenseurs, mais ils ne peuvent probablement pas déclencher par eux-mêmes une hypertension artérielle.

5° **Les médicaments à action sympathomimétique** ont pour propriété de contracter les vaisseaux. Cette action est mise à profit comme décongestionnant dans le traitement du rhume de cerveau et des conjonctivites. Certaines personnes utilisent ces produits sous forme de comprimés anti-coryza ou de gouttes nasales de façon souvent abusive, car leur emploi prolongé aggrave la sensation de sécheresse nasale et conduit à une véritable dépendance. Ils peuvent alors déclencher une hypertension artérielle.

C'est également un des risques des coupe-faim ou « anorexigènes » qui ont également une action sympathomimétique.

Finalement les hypertensions réellement déclenchées par les médicaments ne sont certainement pas très nombreuses. Il importe cependant que chacun soit bien informé des risques de certaines drogues. C'est ainsi que la contraception par pilule œstroprogestative doit être évitée chez la femme hypertendue. Dans d'autres cas, l'utilisation de ces médicaments est véritablement indispensable (par exemple celle des corticoïdes dans une maladie inflammatoire) : une bonne surveillance et une vérification périodique de la pression artérielle permettent alors de prendre les mesures nécessaires.

Traitement de l'hypertension

Si l'on se souvient que l'hypertension est le principal facteur de mortalité cardio-vasculaire et qu'elle atteint environ 15 % de la population adulte, il est évident que son traitement est un problème de santé publique important. Il pose des questions à la fois théoriques et pratiques.

• Théoriques : il est aisé de constater que la pression artérielle baisse lorsqu'on prend un médicament anti-hypertenseur. Mais cette baisse de pression permet-elle de bien prévenir les complications cardiovasculaires ? A partir de quel chiffre de pression faut-il traiter ? Y a-t-il une alternative au traitement médicamenteux ?

• Pratiques : quels médicaments utiliser ? Ont-ils des inconvénients ? Comment faut-il suivre son traitement ?

Une notion à retenir, en tout cas : *les médicaments font baisser la pression artérielle et réduisent le risque vasculaire.*

L'hypertension, facteur de risque

Ce problème a été abordé dans un autre chapitre. Rappelons seulement que :

— le taux de mortalité est deux fois plus élevé chez les sujets qui ont une pression artérielle supérieure ou égale à 16/9,5 (ou 160-95) que chez les normo-tendus ; l'insuffisance cardiaque y est 5 fois plus fréquente ; la même responsabilité de l'hypertension est démontrée pour les accidents vasculaires cérébraux et l'insuffisance coronaire ;

— il n'y a pas de démarcation nette entre pression artérielle normale et anormale quant au risque vasculaire. Celui-ci augmente progressivement avec les chiffres de pression.

Le traitement est bénéfique

Le bénéfice du traitement anti-hypertenseur est évident, lorsqu'on considère les hypertensions sévères : dans l'hypertension artérielle maligne, en l'absence de traitement, moins de 15 % des malades survivent au bout de deux ans, aucun après cinq ans. Lorsque le traitement est correctement mis en place, la survie après cinq ans est d'au moins 35 %.

En revanche, pour prouver l'intérêt du traitement dans les hypertensions moins importantes, il a fallu procéder à des essais thérapeutiques « contrôlés » c'est-à-dire portant sur un groupe homogène d'hypertendus, les uns étant traités par un médicament, les autres par un placebo (produit sans activité ayant la présentation d'un médicament).

Le plus connu a été mené dans les hôpitaux de la Veterans Administration, aux Etats-Unis, sur 523 hommes ayant une pression artérielle diastolique comprise entre 90 et 129 après trois jours d'hospitalisation.

Les résultats ont été présentés en deux étapes : pour les malades dont la diastolique était comprise entre 115 et 129, les résultats étaient spectaculaires puisqu'on notait 27 complications cardiovasculaires sévères dans le groupe recevant le placebo contre 2 dans le groupe reçevant un traitement. Cette différence importante a d'ailleurs fait arrêter l'essai au bout de quelques mois. Pour ceux dont la pression artérielle se situait entre 90 et 114 il a fallu attendre plus longtemps pour interpréter les résultats mais là encore ceux-ci, bien que moins nets, étaient indiscutables.

D'autres études, plus récentes, ont permis de répondre, au moins en partie, à des questions laissés en suspens dans cette enquête :

— ces résultats, observés chez l'homme, sont-ils également valables chez la femme ?

— doit-on traiter l'hypertension artérielle limite ?

— le traitement réduit-il la fréquence des accidents coronariens ?

— faut-il traiter l'hypertension artérielle du sujet âgé et l'hypertension labile du sujet jeune ?

• Aux deux premières questions, la publication des résultats du programme de détection et de surveillance de l'hypertension artérielle (H.D.F.P.) a permis de répondre de façon positive. Le traitement est efficace dans les deux sexes et réduit le nombre d'infarctus du myocarde.

• Une étude australienne récente a confirmé le bien fondé du traitement de l'hypertension artérielle limite.

• D'autres études sont en cours pour savoir ce qu'il faut attendre du traitement de l'hypertension chez le sujet âgé et s'il y a lieu de traiter l'hypertension artérielle labile du jeune.

Malgré ces quelques incertitudes, il est maintenant certain que toute hypertension artérielle permanente doit être traitée, l'abstention faisant courir des risques qui sont bien chiffrés. L'importance de ce choix doit faire souligner deux points :

— il implique un dépistage efficace de la maladie et un traitement de masse. Il y a, sur ce plan, des inégalités non seulement d'un pays à l'autre mais aussi dans un même pays en fonction de l'origine sociale et de la profession des patients cancéreux.

— l'observance, c'est-à-dire la régularité du traitement, est le garant de son efficacité. Or, elle se heurte à de multiples difficultés. L'hypertendu ne ressent souvent pas sa maladie. Il est donc difficile de le persuader qu'il doit se traiter à vie, d'autant que ces traitements de longue durée, souvent complexes, peuvent avoir des effets secondaires qui amènent des arrêts intempestifs.

Il est donc essentiel que le médecin informe clairement son malade : le traitement doit être poursuivi sans arrêt, quitte à le modifier lorsqu'il est mal toléré.

Traiter l'hypertension suppose deux sortes de mesures : modifier certaines habitudes de vie et, presque toujours, prendre des médicaments anti hypertenseurs.

Exemple d'aliments déconseillés ou conseillés lors d'un régime pauvre en sel

Déconseillés

Lait ordinaire
Tous les fromages
Charcuterie, viande conservée ou fumée
Crustacés, coquillages, poisson salé, fumé ou séché
Pain et biscottes ordinaires, gâteaux secs, pâtisseries du commerce, pâtes
Potages instantanés, conserves
Beurre salé, lard
Bonbons, nougats
Olives, cornichons, moutarde, sel de céleri, sauces du commerce, sel de cuisine
Certaines eaux minérales gazeuses (Vichy)

Conseillés

Lait de régime à teneur réduite en sodium
Bœuf, veau, mouton, porc, cheval, poulet, lapin
Poisson frais, de mer ou d'eau douce
Pain et biscottes sans sel, farines, semoule, riz, tapioca
Pommes de terre, chataîgnes, légumes secs, salades, légumes verts
Fruits frais ou jus de fruits frais
Huile, beurre
Sucre ordinaire, miel, confitures familiales
Epices, fines herbes, ail, oignon, vinaigre, cornichons et moutarde sans sel, sels de régime
Eaux minérales et eau du robinet

Modifier les habitudes

Il est rare que certains changements dans l'hygiène de vie ne doivent pas être apportés quand on a découvert une élévation anormale et permanente de la pression artérielle. En bref, ces modifications portent sur quatre points :

Les quatre règles d'hygiène de vie

1. Mangez peu salé.
2. Maigrissez si vous avez un excès de poids.
3. Faites du sport.
4. Attaquez-vous aux autres facteurs de risque.

Manger sans sel

Les rapports entre sel (en fait, la fraction sodium qui représente 40 % du chlorure de sodium ou sel du commerce) et hypertension sont bien établis sur le plan épidémiologique. Avant l'arrivée des diurétiques, qui forcent le rein à éliminer du sel et de l'eau, différents types de régime sans sel avaient été essayés dans le traitement de l'hypertension. Le plus célèbre d'entre eux était celui de Kempner qui préconisait la consommation exclusive de riz et de fruits, réduisant ainsi l'apport de sodium à 10 mg par jour. Des succès incontestables dans certaines hypertensions sévères avaient été publiés mais il était apparu rapidement que ce type de régime était impossible à poursuivre plus de quelques semaines ou même de quelques jours. On s'est donc contenté du régime dit « sans sel » contenant en fait 500 m gr de sodium par jour soit 1,25 gr de sel. Il prescrit, outre la suppression du sel de cuisson, celle des aliments à haute teneur salée : charcuteries, conserves, viandes fumées, lait et laitages, pain, fromages.

Quel est l'effet d'un tel régime sur l'hypertension ? Des études récentes, menées dans différents pays, et concernant uniquement l'hypertension modérée, il ressort qu'une baisse faible, de l'ordre de 7 mm Hg, est enregistrée dans un certain nombre de cas. Encore faut-il signaler que ces résultats ne sont pas unanimement admis. Les effets secondaires d'un tel régime : fatigue, surtout fréquente et gênante chez les gens âgés, perte de l'appétit, viennent en limiter la portée.

En pratique, quand peut-on utiliser isolément le régime sans sel ? Les indications sont rares : elles visent les sujets porteurs d'hypertension modérée, motivés, rebelles à l'absorption de médicaments. Les diurétiques ont un effet plus constant et plus net avec peu d'effets secondaires, ce qui explique leur très large utilisation.

A titre préventif, un tel régime peut être indiqué chez les obèses, particulièrement enclins à l'hypertension, chez les sujets présentant des antécédents familiaux d'hypertension artérielle ou porteurs d'autres facteurs de risque d'athérosclérose.

Ce que nous conseillons aux hypertendus :
— mangez une nourriture modérément salée à la cuisson ;
— ne re-salez jamais : supprimez la salière de la table ;
— évitez la consommation habituelle de charcuteries, conserves de viandes et de poissons, fromages cuits, condiments à apéritifs : biscuits salés, olives, cacahuètes et pistaches salées ; médicaments efferverscents, eaux gazeuses — et notamment eau de Vichy — chips, plats préparés.

Bien suivi, ce régime apporte environ 2 gr de sodium, c'est-à-dire 5 gr de sel, ce qui est bien suffisant.
— consommez des aliments riches en potassium (bananes, abricots secs, jus de fruits) et des sels sans sodium qui contiennent tous du potassium : il a été démontré qu'un apport de potassium a sur la pression artérielle, la même action qu'un régime modérément salé.
— habituez vos enfants à manger une nourriture peu salée : c'est *la meilleure prévention de l'hypertension.*

Maigrir

Tous les hypertendus obèses devraient maigrir. Précisons : car « obèsité » appelle souvent dans le public l'image de Gargantua ou celle de Mr Pickwick : 100 kilos au moins ! Au-dessous, on ne serait pas obèse, seulement un peu « fort »...

Rappelons donc la définition de l'obésité ou, si l'on préfère, de la surcharge pondérale : 15 à 20 % au-dessus du poids idéal, calculé suivant la formule :

— pour un homme : $P = T - 100 - \dfrac{T - 150}{4}$

— pour une femme : $P = T - 100 - \dfrac{T - 150}{2}$

Bien sûr, les risques croissent avec le degré d'obésité : ils existent néanmoins dès qu'est dépassée la barre des 20 %.

Pourquoi corriger l'excès de poids dans l'hypertension ?

Pour deux raisons :

— d'abord, parce qu'il est démontré que la perte de poids fait baisser, dans ce cas, la pression artérielle : une perte de 10 kilos entraîne une baisse des chiffres de la pression artérielle systolique et diastolique de 10 à 15 mm Hg. Cette baisse est modeste, si bien que chez la plupart des hypertendus en surcharge pondérale, le régime hypocalorique seul ne suffira pas ; il devra être complété par le traitement médicamenteux.

C'est dans les hypertensions modérées ou limites que le régime seul pourra permettre, au moins pendant un temps, d'éviter ou de retarder la prise de médicaments. Cela, à deux conditions : l'effet ne sera bénéfique que si le poids est maintenu à son étiage le plus bas ; la pression artérielle devra être surveillée régulièrement, au moins tous les trois mois, pour ne pas retarder la mise en route du traitement s'il s'avère nécessaire.

— ensuite, parce que l'obésité s'accompagne fréquemment d'autres facteurs de risque : hypercholestérolémie, diabète, que le régime hypocalorique suffira parfois à corriger ; il est de toute manière indispensable à leur traitement. Or, ne l'oublions pas, le but premier du traitement n'est pas de ramener les chiffres de la pression artérielle à l'intérieur des normes, mais bien de supprimer ses conséquences, et celles des autres facteurs de risque.

Comment maigrir ?

C'est toute la question, non résolue, du mécanisme de l'obésité : s'il existe des obèses gros mangeurs, il en est qui mangent « normalement », mais qui « profitent » plus. Il y a une propension à l'obésité comme il y a une propension à l'hypertension. Néanmoins, une chose est certaine : *tous les obèses peuvent maigrir ;* mais il faut bien comprendre que, pour ce faire, il n'est pas possible de manger « normalement », c'est-à-dire de consommer 1 500 à 2 500 calories par jour ; il y a dans le monde des millions d'individus qui maintiennent leur poids avec un régime beaucoup plus pauvre. Il faut *manger trop peu,* non en quantité mais en qualité, pour forcer l'organisme à consommer ses réserves ; à cette condition, on peut maigrir. Il faut pourtant reconnaître que le maintien à un poids normal reste, pour beaucoup d'obèses, une gageure difficile, voire impossible à tenir : le traitement de l'obésité est un défi à la médecine. En tout état de cause, il n'y a qu'un moyen pour maigrir sans danger et durablement, c'est le régime hypocalorique.

Et les pilules amaigrissantes ? Vous en avez entendu parler ; vous connaissez même, autour de vous, tel ou telle qui a « perdu avec elles 12 kilos en 3 semaines » ! avec un régime tout à fait libéral, voire même pas de régime du tout ; alors, pourquoi pas vous ? Pour la raison qu'il n'y a pas de secret : les « pilules-miracle » contiennent toutes, plus ou moins savamment dissimulés au milieu de la prescription de vitamines, de calmants, de diurétiques, deux produits hautement dangereux : des amphétamines, drogues excitantes du système nerveux (en principe retirées du commerce car elles peuvent provoquer de véritables troubles psychiques) et des extraits thyroïdiens qui favorisent la perte de poids par augmentation des combustions, mais qui causent aussi une accélération du cœur et des troubles nerveux ; à la limite, ils peuvent déclencher un emballement de la glande thyroïde, une hyperthyroïdie, qu'il faudra traiter de longs mois. Et le pire, c'est que c'est que cet amaigrissement artificiel cesse immanquablement du jour ou est suspendue l'administration de ces drogues : plus ou moins rapidement se regagnent les kilos.

Il en est de même **des pilules coupe-faim :** si elles ont au moins l'avantage d'être à peu près sans danger (quand elles ne contiennent pas de dérivés amphétaminiques) elles créent une diminution artificielle de l'appétit. A leur arrêt, la reprise progressive du poids est la règle. Longtemps utilisées, elles sont maintenant déconseillées par la plupart des spécialistes de la nutrition.

Le seul traitement de la surcharge pondérale est le régime, associé à l'exercice physique.

Quel régime ? Le régime hypocalorique, dont le principe est la réduction qualitative de l'alimentation à 1 000/2 000 calories. D'innombrables régimes, dissociés ou non, au gré des modes et du bouche-à-oreille se sont proposé ce but, réduisant de façon drastique, tantôt les hydrates de carbone (les sucres et les sucreries) tantôt les graisses. De leur fréquent échec à long terme, on peut tirer quelques conclusions :

— Les régimes trop pauvres, ou trop déséquilibrés, sont inefficaces et parfois dangereux. Ils font (pas toujours) perdre plusieurs kilos en quelques jours, mais les résultats ne se maintiennent jamais au-delà de quelques semaines, et ils influent autant sur la masse musculaire que sur la graisse.

— Il faut leur préférer un régime *équilibré,* assurant 1 000 à 1 200 calories quotidiennement. Ce régime doit amener une perte de 1 kilo par semaine ou par 10 jours ; il a ainsi plus de chance de maintenir son effet. Nous donnons, ci-après, ses grandes lignes, agrémentées de quelques conseils tirés du Heart Risk Book de l'Université de Boston.

Régime basses calories

Faire tous les jours, sans exception, le régime suivant :

1. Petit déjeuner

1 tasse de café ou de thé, sans sucre (Edulcorants permis) — 1 fruit : poire, prune, orange, pêche, cerises, melon, fraises, framboises.

2. Déjeuner

Hors d'œuvre, choisi parmi : radis, concombres, tomates, carottes râpées, céleris, artichauts, etc.

Mais : pas de charcuterie, pas d'assaissonnement au beurre ou à l'huile. Utiliser pour l'assaissonnement : citron, vinaigre, moutarde, sauce tomate sans huile, sauces anglaises.

100 à 150 g de viande dégraissée et grillée. Mettre après cuisson une noisette de beurre frais.

Légumes verts, choisis parmi : carottes, épinards, haricots verts, laitues, endives, tomates, céleris, choux-fleurs, asperges, etc.

Mais : pas de pommes de terre, pas de riz, pas de féculents (haricots, petits pois, etc.)

Mettre après cuisson une noisette de beurre frais.

Fromage : Yaourts sans sucre ou fromage blanc écrémé.

Dessert : Fruit ou salade de fruits non sucrée, tous les fruits étant permis à l'exception des fruits secs (figues, dattes, noix, noisettes, amandes, raisins secs...)

3. Dîner

Même programme qu'au déjeuner.

On peut remplacer les hors-d'œuvre par un potage sans pommes de terre ou un consommé dégraissé. On peut remplacer la viande par du poisson ou deux œufs pochés.

4. Généralités

Manger peu salé, remplacer le pain par un longuet à chaque repas.

Ne pas boire si possible en mangeant. Par contre, boire un grand verre d'eau le matin au réveil, entre les repas et le soir au coucher. Ni vin, ni bière, ni alcools, ni sodas.

Pour le thé ou le café, utiliser le lait écrémé.

Ce régime, bien suivi, entraîne la perte d'un poids minima d'un kilo tous les dix jours. Toute chute de poids insuffisante correspond à une absence d'observation du régime.

Modifier les habitudes alimentaires

Il faut pourtant savoir que le régime hypocalorique et l'exercice physique ne sont qu'une partie du traitement ; *s'ils ne s'accompagnent pas de modification profonde des habitudes alimentaires, ils n'ont aucune chance de maintenir un poids normal.* De telles modifications supposent de la part du sujet motivation, coopération, volonté et persévérance : c'est le (lourd) tribut à payer.

D'autres régimes. En dehors du régime hypocalorique, d'autres choix diététiques se développent actuellement : *les régimes pauvres en graisse polysaturées,* à ration calorique constante. On a constaté que de tels régimes, réduisant la proportion des graisses dans la ration alimentaire de 40 à 23 %, avec diminution du rapport graisses saturées sur graisses insaturées, diminuent la pression artérielle. Plus importante en pratique *est la suppression de l'alcool et du tabac.* Il existe un lien entre la consommation soutenue des boissons alcoolisées (bière, vin, apéritifs, alcools) et l'hypertension, en dehors de leur pouvoir calorique élevé et de leur rôle dans la surcharge pondérale. Nous reparlerons du tabac un peu plus loin, avec les autres facteurs de risque. Nous donnerons également les principes du régime pauvre en graisse.

Faire du sport

L'exercice physique et le sport étaient naguère déconseillés chez l'hypertendu. Au contraire, le regain extraordinaire de l'activité physique, depuis longtemps préconisé en France par les instances spécialisées, mais qui est devenu surtout populaire depuis qu'il nous revient des U.S.A., en a montré les bénéfices incontestables chez l'individu normal et chez l'hypertendu. Peu importe que l'amélioration résulte de l'exercice seul ou des changements de style de vie qui l'accompagnent : surveillance de l'alimentation et correction des excès, diminution ou suppression du tabac, perte de poids ; le fait est là, incontestable : l'exercice physique facilite le travail du cœur en diminuant sa fréquence à l'effort, augmente le HDL cholestérol (le « bon ») et diminue le LDL (le « mauvais »), dilate les artères coronaires et influe sur la pression artérielle.

Dès 1970, Boyer a démontré que 30 mn de marche ou de course deux fois par semaine pendant six mois abaissaient en moyenne la pression artérielle de 12 mm dans un groupe d'hypertendus modérés. Une étude plus récente a étudié les effets immédiats de l'exercice exécuté par périodes de 10 minutes, séparées par 3 minutes de repos, puis d'un repos de 30 minutes : une baisse significative de la pression artérielle a été constatée pendant 4 à 10 heures.

Quel exercice ? Quels sports ?

Les exercices dits « isométriques », par exemple les haltères ou les barres pour musculation n'ont aucun effet bénéfique ; en fait, c'est la pratique du sport qui est de loin le meilleur exercice.

Parmi les *sports conseillés :* la marche (et donc le golf), la course au petit trot (« le jogging »), la bicyclette, la natation, le ski de fond, le tennis, en dehors des compétitions.

Quel programme ? L'hypertension étant une maladie de l'adulte souvent quadragénaire, il est indispensable, pour éviter les accidents, de connaître les conditions préalables à l'exercice sportif, surtout chez le sédentaire ou l'ancien sportif :

1. A partir de 40 ans, la pratique d'un sport doit être précédée d'un bilan physique complet, comportant un examen cardiaque ; s'il s'agit d'un sport intensif, ou après 45 ans, il sera prudent de faire une épreuve d'effort sur cycle-ergomètre ou tapis roulant : à plus forte raison si l'interrogatoire à relevé des signes d'hyperexcitabilité cardiaque (palpitations) ou d'autres symptômes.

2. Si le sujet n'avait aucun entraînement sportif, il faut débuter *très progressivement :* par exemple pour la course, commencer par des périodes de 10 minutes en augmentant de 5 minutes par semaine sans jamais forcer au-delà de ses possibilités. Pratiquer si c'est possible avec des amis du même âge et de même condition sportive.

3. Pour être efficace, il faut idéalement au moins trois séances par semaine en ne dépassant pas 75 % de la fréquence cardiaque maximale (220 moins l'âge en années).

4. Ne pas oublier qu'en dehors du sport on peut facilement rétablir l'exercice dans la vie quotidienne :
- en montant les escaliers au lieu de prendre l'ascenseur.
- en allant faire ses courses à pied.
- en ne cherchant pas à tout prix à se garer près des endroits où l'on se rend en voiture.
- en se remettant au vélo.

Au total l'exercice physique et le sport sont indiqués *chez tous les hypertendus :* ils aident à corriger les autres facteurs de risque, le poids, le cholestérol ; ils apprennent à se discipliner et favorisent l'observance du traitement hypotenseur ; ils sont particulièrement indiqués dans l'hypertension limite du sujet jeune, chez lequel ils peuvent éviter le passage à l'hypertension permanente.

La relaxation

Elle fait partie des thérapeutiques de comportement : yoga, zen, méditation transcendentale. Ces méthodes se proposent d'aider l'individu à contrôler volontairement les réponses du système nerveux sympathique aux différentes agressions engendrées par les stress quotidiens. Un comportement inconscient peut être réajusté à partir de techniques basées sur la relaxation, en excluant le contexte mystique et socio-culturel qui les inspirait à l'origine. (Lire *La Santé par la Relaxation. Jean-Michel Varenne — M.A. Editions).*

La méditation transcendentale se fonde sur cette relaxation musculaire et psychique et sur la répétition d'un mot ou d'une phrase. Elle se pratique quotidiennement au rythme d'un ou deux exercices de 15 minutes.

« Le biofeedback » ou « rétro contrôle biologique », prévoit un instrument de contôle, axé sur une fonction physiologique (variation de la pression artérielle, fréquence cardiaque) qui donne, sous forme d'un signal sonore ou lumineux, une information précise sur le paramètre considéré. Parvenu à la conscience du sujet, au cours de l'apprentissage de la relaxation, celle-ci doit lui permettre de moduler la réponse.

Des études faites sur deux groupes de sujets ont montré, toutes choses égales par ailleurs, que le groupe soumis à ces techniques enregistrait une baisse modérée, mais certaine, de sa pression artérielle. Un tel bénéfice équivaut à celui d'un traitement médicamenteux simple, à moindre coût et sans risque d'effets secondaires. Néanmoins, la permanence de cet effet à distance des séances de relaxation, la difficulté d'appliquer ces méthodes au-delà du champ d'action de leurs initiateurs, reste à démontrer. S'il est très peu probable qu'elles puissent être généralisés, ces méthodes s'inscrivent dans un comportement d'ensemble qui, orienté et contrôlé, permet un meilleur équilibre physique et psychique et, secondairement, une meilleure observance des traitements.

Au total, parmi les nombreux traitements non médicamenteux d'hypertension, le régime sans sel, la réduction de poids chez l'obèse, la pratique du sport, les techniques de relaxation, peuvent aujourd'hui constituer une alternative, ou un complément, aux traitements médicamenteux. Elles requièrent toutes une participation active et motivée des sujets et s'intègrent dans un style de vie en lui-même exigeant ; c'est probablement le principal frein à leur généralisation. Elles ont l'immense intérêt d'être dénuées d'effet secondaires et d'être peu coûteuses sur le plan économique. Leur utilité dans le traitement des hypertensions modérées, qui sont de très loin la majorité, est probable et permettrait de normaliser les chiffres des hypertendus limites, ou même modérés ; de toute manière ces méthodes ne s'opposent pas au traitement médicamenteux mais permettent au contraire de le compléter et d'en améliorer l'observance.

S'attaquer aux autres facteurs de risque

Le cholestérol

Prévenir l'excès de cholestérol peut se faire de deux façons : par un régime, qui modifiera la proportion des différentes graisses dans l'alimentation, et par des médicaments qui abaisseront le taux de cholestérol. L'emploi de ces médicaments ne se justifie qu'en cas d'échec du seul régime, et ne les remplace pas ; ils seront pris, alors, concuremment avec lui.

Les deux types de graisses alimentaires. Les lipides, ou graisses alimentaires sont divisés en deux catégories suivant leur structure chimique : les corps gras saturés et les corps gras non saturés. Or on a constaté que les graisses saturées augmentent le taux de cholestérol, tandis que les graisses insaturés contribuent au contraire à sa diminution. Les premières sont surtout du régime *animal,* solides à l'état naturel : ce sont les produits du lait et les graisses contenues dans les viandes ; certaines graisses végétales sont également saturées : c'est le cas de l'huile de palme ou de coco ; en raison de leur faible prix, elles entrent dans la composition de certaines margarines ou de certains desserts surgelés : il faut donc lire soigneusement la composition des produits à base de lipides que l'on achète. Les graisses insaturées sont presque exclusivement d'origine *végétale* et le plus souvent à l'état liquide. Les principales sont les huiles de maïs, de tournesol et de soja ; dans le règne animal, la seule graisse insaturée est celle des poissons.

L'efficacité du régime sur le taux de cholestérol a été démontrée par de nombreuses études ; on a même pu constater la régression des lésions d'athérosclérose expérimentale chez le singe.

En pratique, on sait maintenant qu'il faut à la fois limiter les graisses saturées et augmenter les graisses non saturées pour réduire le taux de cholestérol : la diminution des graisses saturées est deux fois plus efficace que l'augmentation des graisses non saturées.

Nous donnons ci-après le régime de prévention de l'hypercholestérolémie.

Régime de prévention de l'hypercholestérolémie

• Les laitages : lait entier, crème, beurre, fromages, glaces. • Les charcuteries, notamment les rillettes et le saucisson. • Les pommes chips. • Dans les viandes : le mouton, le bœuf, le porc, le canard et l'oie. • Les huiles et margarines « normales », le saindoux. • Tous les abats, les fritures, le chocolat, les fruits secs. • Les diverses sortes de mayonnaises et autres sauces de condiments.	*Ce qu'il faut réduire*
• Le lait écrémé, le fromage et les yaourts maigres, les sorbets. • Le jambon blanc. Tous les féculents. • Tous les poissons. • Le veau, le lapin, les autres volailles, le poulet sans la peau. • Les huiles et margarines de maïs, de soja, de tournesol. • Oeufs : pas plus de 2 par semaine.	*Ce qu'on peut consommer*

N.B. : En cas d'hypercholestérolémie, avec ou sans accident cardiaque, les aliments du premier paragraphe deviennent interdits.

Supprimer le tabac

Tous les tabacs, totalement et définitivement. Ne reprenez pas une cigarette, même dans six mois, même un jour de fête. Et si vous n'avez pas encore arrêté, sachez que diminuer votre ration quotidienne de quelques cigarettes, ou même de la moitié, augmentera votre sentiment de frustration sans résultat durable. Il faut arrêter net, du jour au lendemain. C'est paradoxalement beaucoup plus facile que de diminuer.

Les médicaments anti-hypertenseurs

Les progrès concernant le traitement médicamenteux de l'hypertension sont récents. Avant 1950, les moyens d'action étaient très limités : le régime sans sel très strict (régime de Kempner), des interventions chirurgicales lourdes (sympathectomie lombaire, parfois associée à une surrénalectomie partielle) étaient pratiquement les seuls moyens d'action sur les formes sévères.

A partir de 1950 sont apparus toute une série de médicaments :

— la réserpine a été le premier anti-hypertenseur disponible (1949) ;

— les diurétiques, commercialisés en 1957, ont représenté la première vraie famille de médicaments à la fois efficaces et maniables ;

— la méthyldopa ou Aldomet® est arrivée en 1964 ; elle est largement diffusée dans le monde et figure sur la liste des médicaments indispensables de l'Organisation Mondiale de la Santé ;

— 1964 a vu l'introduction des béta-bloquants qui prennent place, à côté des diurétiques, comme l'un des médicaments indispensables ;

— plus récemment sont apparues d'autres classes médicamenteuses : les alpha-bloquants en 1976 (prassozzine - Minipress®), et à partir de 1977 le captopril (Lopril®).

Existe-t-il un anti-hypertenseur idéal ? Pour être dit tel, il faudrait que le médicament soit efficace quel que soit le type d'hypertension, qu'il agisse aussi bien sur la pression maxima que sur la minima, en position couchée et debout, qu'il soit dénué d'effets secondaires importants, et qu'il réduise l'hypertension tout en maintenant une bonne irrigation du cerveau, des reins et des coronaires.

Or chacun des médicaments cités plus haut a ses avantages et ses inconvénients. Il n'y a pas d'anti-hypertenseur idéal, mais on dispose : d'une part, de produits bien tolérés et actifs, utilisables dans la majorité des cas ; d'autre part, de produits très actifs mais moins maniables, qui permettent de faire face à des situations exceptionnelles.

Le mode d'action des médicaments est différent selon la classe envisagée et nous y reviendrons de façon plus détaillée à propos de chacun d'entre eux. En gros, on dispose de produits capables d'agir sur chacun des éléments impliqués dans la régulation de la pression artérielle : le sel, le système sympathique, la sécrétion de rénine, et les résistances artériolaires. Rappelons simplement les facteurs principaux : l'hypertension s'accompagne d'une augmentation des résistances périphériques par contraction artériolaire. Le rein joue un rôle capital par l'intermédiaire de la sécrétion de rénine et par la régulation des mouvements d'eau et de sel.

En simplifiant, on peut retenir cinq classes de médicaments actifs :
— sur l'élimination de l'eau et du sel : les diurétiques ;
— sur la rénine : les béta-bloquants ;
— sur les résistances artériolaires : les vasodilatateurs ;
— sur le système nerveux central : les anti-hypertenseurs centraux ;
— sur le système rénine-angiotensine : les inhibiteurs de l'enzyme de conversion.

Il sera souvent question dans la suite de ce chapitre des médicaments dits alpha et béta-bloquants. Ces termes font référence à la notion de récepteurs du système sympathique, notion qu'on peut préciser sans attendre.

Les récepteurs du système sympathique

Le système sympathique agit sur les différents organes en libérant ce que l'on appelle des « médiateurs » : l'adrénaline et la noradrénaline.

On sait que le système sympathique a des effets différents selon les organes : par exemple, il détermine une contraction des vaisseaux cutanés et dilate les vaisseaux musculaires. Ces effets variables ne pouvaient s'expliquer que par la présence au niveau des différents organes de « récepteurs » différents, appelés alpha et béta. Ces récepteurs sont inégalement répartis selon les organes : par exemple, le cœur ne comporte pratiquement que des récepteurs béta.

Quel est le rôle de ces récepteurs ?

Les récepteurs alpha provoquent, par stimulation, une contraction de l'utérus, des vaisseaux et du muscle dilatateur de la pupille. En même temps, ils relâchent la musculature intestinale.

Les récepteurs béta amènent, par stimulation, une accélération du rythme cardiaque, un relâchement des muscles bronchiques et de l'utérus, une dilatation des vaisseaux musculaires.

Médicaments agissant sur les récepteurs : simulation et blocage

A partir de l'adrénaline, les chimistes ont obtenu des molécules à la fois voisines par leur structure chimique, mais différentes par leur activité. La molécule d'adrénaline présente deux pôles de forme différente : l'un a une affinité pour les récepteurs alpha, l'autre pour les béta. En modifiant légèrement l'extrémité de la molécule, on peut la rendre inactive, tout en préservant son affinité pour le récepteur. C'est ce qu'on appelle une molécule alpha ou béta-bloquante.

En pratique, on distingue donc quatre types de molécules dont voici quelques exemples :
— les alpha-stimulants : la noradrénaline ;
— les alpha-bloquants : la prasozine (Minipress ®) ;
— les béta-stimulants : l'adrénaline.
— les béta-bloquants.

Les diurétiques

Ils ont la propriété d'augmenter l'élimination d'eau et de sel par le rein.

Trois classes de diurétiques sont utilisées :

Pour comprendre leur mode d'action, il faut rappeler brièvement quelques éléments de physiologie rénale. Les reins comportent une multitude de structures physiologiques, les néphrons, par l'intermédiaire desquels se fait l'élimination d'eau et de sel. Le sang qui arrive au rein est d'abord ultra-filtré au niveau du glomérule qui ne laisse passer que l'eau et les éléments minéraux en retenant les globules et les grosses molécules comme l'albumine. De là, le filtrat traverse le tubule, qui comporte plusieurs segments :
— l'anse de Henlé où le sodium est réabsorbé activement dans sa première partie.
— le tube contourné distal, où le sodium est échangé sous l'influence de l'aldostérone, contre du potassium et des ions hydrogène.

Il existe schématiquement deux types de diurétiques :
— un premier groupe favorise l'élimination du sodium et du potassium. Ce sont le furosemide et les diurétiques thiazidiques.
— le second groupe est celui des « épargneurs de potassium », ainsi nommés parce qu'ils ont propriété d'éliminer le sodium mais de retenir le potassium.

Les deux types de diurétiques sont souvent associés de façon à préserver le stock de potassium.

Comment agissent-ils ?

Certainement par la perte d'eau et de sel, mais les modalités sont encore imprécises. Il y a probablement deux conséquences du traitement diurétique : d'une part, la réduction du volume sanguin, d'autre part la baisse des résistances périphériques, qui s'expliquerait par un appauvrissement du muscle artériolaire en sodium, diminuant sa contractilité.

Les effets secondaires :

Ils peuvent être réduits par des précautions simples.

— *L'hypokaliémie* (baisse du taux de potassium sanguin) est l'apanage des diurétiques thiazidiques et du furosemide. Elle favorise les troubles du rythme cardiaque, notamment chez les sujets âgés et chez ceux qui prennent de la digitaline. Pour la corriger, il vaut mieux associer des diurétiques épargneurs de potassium plutôt que de donner des comprimés de potassium, souvent mal absorbés et caustiques pour le tube digestif. On conseillera d'absorber des fruits secs et notamment des bananes, riches en potassium.

— A l'opposé, l'*hyperkaliémie* est un risque propre aux diurétiques épargneurs de potassium mais ne se voit qu'en cas d'insuffisance rénale, de diabète déséquilibré, ou d'administration intempestive de sels de potassium, par exemple sous forme de sels de régime.

— *L'élévation éventuelle de l'acide urique dans le sang* ne nécessite de traitement que lorsqu'elle se complique de crises de goutte ou de précipitations rénales. Un diurétique, l'acide tienilique (Diflurex ®) a la propriété de faire baisser l'uricémie.

— *La déshydratation* est exceptionnelle. Elle ne se produit que lorsque les diurétiques sont associés à un régime abusivement désodé ou qu'il existe des pertes en sel pour une autre cause (fièvre, diarrhée, vomissements). Il est conseillé, dans ces cas, d'arrêter transitoirement le traitement diurétique, pour ne le reprendre que lorsque les symptômes auront disparu.

— Les diurétiques thiazidiques provoquent parfois une élévation modeste du *cholestérol* et des *triglycérides* sans que ceci ait la moindre conséquence pathologique. Ils peuvent aussi modifier légèrement l'équilibe glycémique chez le diabétique.

— Enfin l'*aldactone* a une formule proche de celle des stéroïdes sécrétés par la glande surrénale : ce qui explique qu'elle puisse provoquer une augmentation de volume des seins chez l'homme et des troubles des règles chez la femme. Ces troubles sont totalement réversibles à l'arrêt du traitement.

En pratique, les plus utilisés sont les diurétiques thiazidiques, en raison de leur bonne tolérance et de leur action prolongée, le plus souvent en association avec les épargneurs de potassium.

Lorsqu'il existe une insuffisance rénale, les thiazidiques deviennent inefficaces et les épargneurs de potassium sont contre-indiqués en raison des risques d'hyperkaliémie. Seul le Lasilix ® peut être utilisé. Il suffit d'augmenter alors les doses pour avoir une réponse efficace. Son action, brève et intense, en limite l'emploi dans l'hypertension courante.

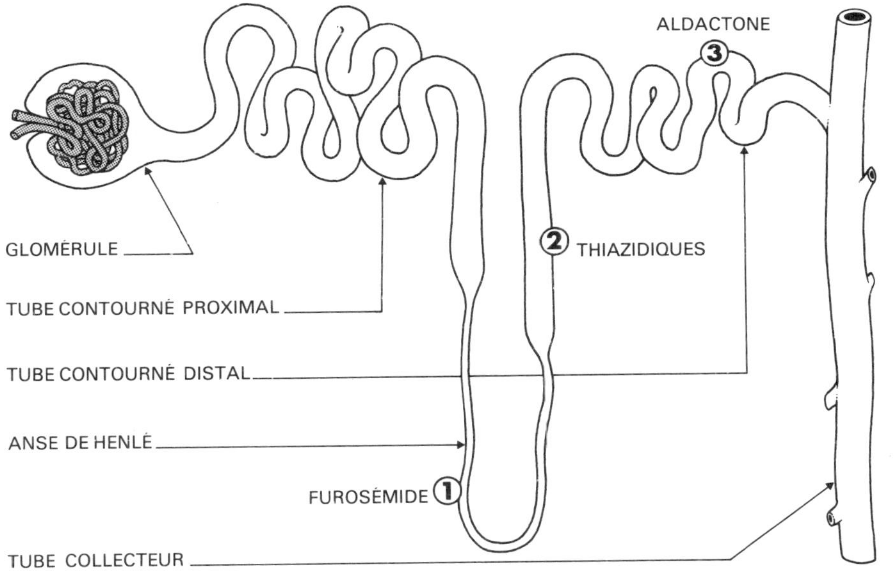

SITES D'ACTION DES DIURÉTIQUES AU NIVEAU DU NÉPHRON

Diurétiques thiazidiques et apparentés			
Nom chimique	**Spécialité**	**Dose par comprimé en milligramme**	**Prix du comprimé**
Bendrofluméthiazide	Naturine	5	0,45 F
Buthiazide	Eunéphran	5	0,53 F
Chlorothiazide	Diurilix	500	0,68 F
Hydrochlorothiazide	Esidrex	25	0,30 F
Hydrofluméthiazide	Léodrine	50	0,40 F
Méthylchlothiazide	Thiazidil	2,5	0,54 F
Polythiazide	Rénèse	1	0,28 F
Ambuside	Hydrion	10	0,25 F
Chlortalidone	Hygroton	100	0,70 F
Indapamide	Fludex	2,5	1,24 F
Clopamide	Brinaldix	20	0,45 F
Acide tienilique	Diflurex	250	2,18 F

Diurétiques de l'anse			
Nom chimique	**Spécialité**	**Dose par comprimé en milligramme**	**Prix du comprimé**
Furosémide	Lasilix	20 mg (Lasilix faible) 40 mg (Lasilix) 60 mg (Lasilix retard) 500 mg (usage hosp.) amp. inj. (20 mg)	0,41 0,73 1,18 3,20
Bumétanide	Lixil	1 mg amp. inj, 0,5 mg comp. & amp. inj. 5 mg (usage hospitalier)	0,61 2,6

Diurétiques épargneurs de potassium			
Nom chimique	**Spécialité**	**Dose par comprimé en milligramme**	**Prix du comprimé**
Spironolactone	Aldactone	• 50 mg (Aldactone) micronisée) • 100 mg	1,97 3,68
Canrenone	Phanurane	50 mg	2
Canrénoate de Potassium	Soludactone	amp. inj. 100 mg amp. inj. 200 mg (usage hospitalier)	13,30
Amiloride	Modamide	5 mg	0,43
Trimatérène	Teriam	100 mg	0,55

Principales associations de diurétiques thiazidiques et d'épargneurs de potassium			
Association Chimique	**Spécialité**	**Dose par comprimé en milligramme**	**Prix du comprimé**
Spironolactone Altizide	Aldactazine	25 15	1,35
Triamtérène Cyclothiazide	Cycloteriam	150 3	0,84
Triamtérène Benzthiazide	Diteriam	50 25	0,48
Amiloride Hydrochlorothiazide	Moduretic	5 50	0,60
Triamtérène Hydrochlorothiazide	Prestole	50 25	1,00

Les béta-bloquants

Les béta-bloquants sont apparus pour la première fois en 1964 avec le Propranolol (Avlocardyl ®) ; ils représentent actuellement, au même titre que les diurétiques, un traitement précieux de l'hypertension artérielle. Ils sont également utilisés dans d'autres indications, telle que l'insuffisance coronarienne, plus accessoirement dans la migraine, dans certains types de tremblements et en rhumatologie.

Comment agissent-ils ?

Les béta-bloquants sont antagonistes des catécholamines (adrénaline et noradrénaline), se fixent à leur place au niveau des récepteurs béta et « bloquent » leurs effets.

Il existe deux types de récepteurs béta : les récepteurs béta 1 sont situés uniquement au niveau du cœur ; les récepteurs béta 2 disséminés dans l'organisme. Tous les béta-bloquants agissent sur les récepteurs béta 1 et réduisent ainsi la fréquence, la contractilité et la consommation en oxygène du cœur. Les béta-bloquants dits « cardio- sélectifs » respectent en principe les récepteurs béta 2. En fait, cette cardio- sélectivité est relative et ces produits restent actifs à forte dose sur les bronches et les vaisseaux. Certains béta-bloquants ralentissent moins le cœur. On dit qu'ils sont dotés d'une « action sympathomimétique intrinsèque ».

Le mécanisme de l'action antihypertensive des béta-bloquants n'est pas univoque. Parmi les multiples hypothèses proposées, la principale incrimine l'inhibition de la rénine.

Effets secondaires et contre-indications :

L'utilisation des béta-bloquants est simple à condition d'en bien connaître les effets secondaires et les contre-indications : sont résumés dans le tableau ci-contre (page 97).

Un examen médical et un électrocardiogramme avant tout traitement permettront d'écarter les trois contre-indications formelles à leur utilisation : l'asthme, l'insuffisance cardiaque et le bloc auriculo- ventriculaire de haut degré (trouble de la conduction de l'influx nerveux entre l'oreillette et le ventricule, pouvant aller jusqu'à son interruption).

Des effets secondaires peuvent apparaître. Le malade doit les signaler. S'ils sont réellement liés au traitement, il aidera ainsi son médecin à le modifier :

- Les béta-bloquants ralentissent le cœur mais il est rare que ce ralentissement soit véritablement gênant.

- Ils peuvent favoriser au niveau des extrémités ce que l'on appelle le phénomène de Raynaud : blanchissement des doigts, parfois douloureux au froid. Ils peuvent aussi, chez le malade porteur d'une artérite, entraîner une réduction du périmètre de marche.

Principaux béta-bloquants					
	ASI*	Dose moyenne (mg/j)	Nombre de prises	Prix du traitement quotidien (1980)	
Non cardiosélectifs				F	
Alprénolol	+	400	2	2,49	Aptine Durules ®
Bupranolol	+	80	2	0,73	Bétadran ®
Oxprénolol	+	160	2	1,57	Trasicor retard ®
Pindolol	+ +	15	1	1,19	Visken 15 ®
Propranolol	—	160	2	1,85	Avlocardyl ®
Sotalol	—	160	1	0,96	Stalex 160 ®
Timolol	—	20	2	1,37	Timacor ®
Cardiosélectifs					
Acébutolol	+	400	1	2,36	Sectral 400 ®
Aténolol	—	100	1	2,11	Ténormine ®
Métoprolol	—	200	1	1,90	Lopressor 200 ®
Alpha et bêtabloquant					
Labétalol	—	600	3	3,51	Trandate ®

* ASI action sympathomimétique intrinsèque.

• D'autres troubles sont parfois signalés comme des troubles des rêves ou des troubles digestifs (tendance à la constipation, digestion lente), une sensation de fatigue physique ou sexuelle. Toutes ces manifestations sont le plus souvent tolérables et ne nécessitent que rarement l'arrêt du traitement.

A l'opposé, on impute à ces médicaments un effet antistress, bénéfique dans le traitement des manifestations de l'anxiété et du trac, face à des situations telles que le passage d'un examen, un discours public, la course automobile ou même l'exécution d'une partition musicale.

Contre-indication et effets secondaires des béta-bloquants

Contre-indication absolues

Bloc auriculo ventriculaire de haut degré

Insuffisance cardiaque

Asthme bronchique

Contre-indications relatives

Artérite des membres inférieurs ou syndrome de Raynaud

Diabète traité (utiliser un béta-bloquant cardio-sélectif)

Grossesse (se limiter aux béta-bloquants déjà éprouvés dans cette indication).

Complications prévisibles par méconnaissance des contre-indications

Aggravation d'une insuffisance cardiaque

Crise d'asthme

Poussée d'insuffisance coronaire par l'interruption du traitement

Effets secondaires

Ralentissement cardiaque

Troubles vaso-moteurs des extrémités

Modifications des signes d'hypoglycémie

Modifications des signes d'hypoglycémie

Rêves

Troubles digestifs mineurs

Effets secondaires métaboliques

Quelques cas particuliers :

— Les béta-bloquants sont des médicaments précieux lorsqu'une *angine de poitrine* est associée à l'hypertension, puisqu'ils réduisent le travail du cœur en le ralentissant. Il est capital, dans ce cas, de ne pas arrêter brutalement le béta-bloquant sans l'avis du médecin. Le cœur ne serait plus protégé, ce qui risquerait d'entraîner des complications plus graves.

— Les béta-bloquants peuvent-ils être utilisés au cours de *la grossesse ?* Plusieurs études ont montré qu'ils étaient sans inconvénient sur la croissance du fœtus et le déroulement de l'accouchement.

— Chez *le diabétique* qui se traite par l'insuline, les béta-bloquants peuvent masquer certains des symptômes d'hypoglycémie. Aussi est-il préférable d'utiliser des produits cardio-sélectifs qui limitent au maximum ce risque.

— Dans *l'hypertension limite du sujet jeune,* l'accord n'est pas fait pour donner systématiquement des médicaments ; parmi ceux-ci, les béta-bloquants sont cependant les plus séduisants car ils permettent, tout en traitant l'hypertension, de réduire nombre de symptômes qui l'accompagnent comme la tachycardie.

— *Chez le sujet âgé,* les béta-bloquants sont généralement moins efficaces. En outre, leur utilisation se heurte à des contre-indications relativement fréquentes à cet âge : insuffisance cardiaque ou respiratoire.

— *Un antécédent d'ulcère* gastrique ou duodénal est une contre- indication traditionnelle des béta-bloquants, mais qu'aucun élément probant ne semble justifier.

Le Labétalol ou Trandate ® est un béta-bloquant doué également d'activités alpha-bloquantes. Cette propriété le rend utile en cas d'artérite ou de troubles de la microcirculation au niveau des extrémités.

Les vasodilatateurs et les alpha-bloquants

On retrouve dans ce groupe trois sortes de médicaments qui entraînent tous une vasodilatation, mais par des mécanismes différents :

— les vasodilatateurs vrais, dilatent directement le muscle artériel ;
— les inhibiteurs calciques, empêchent l'utilisation du calcium, au niveau de la paroi vasculaire ;
— les alpha-bloquants s'opposent à l'action de la Noradrénaline libérée par stimulation du système sympathique au niveau des récepteurs alpha.

• **Les vasodilatateurs vrais :** La dihydralazine (Nepressol ®) est la plus utilisée. D'autres produits, précieux dans le traitement des hypertensions artérielles graves, et dans les situations d'urgence sont réservés à l'usage hospitalier : le minoxidil, le diazoxide (Hyperstat ®) le nitroprussiate de soude (Nipride ®).

Deux particularités concernant le Nepressol ® : il peut donner des maux de tête, inconvénient le plus souvent limité lorsqu'on prend la précaution de commencer le traitement par des doses faibles et de les augmenter prgressivement. Il accélère le rythme cardiaque, ce qui augmente la consommation d'oxygène par le cœur. Cet effet secondaire explique qu'on l'utilise généralement en association avec un béta-bloquant qui permet de réduire la tachycardie et de protéger le cœur. Le point important est donc que le Nepressol ® est contre-indiqué en cas d'insuffisance coronaire.

Le Minoxidil n'est pas encore commercialisé en France. C'est un vasodilatateur très puissant, utilisé dans les hypertensions artérielles qui résistent aux traitements habituels. Il favorise la rétention de sodium et nécessite l'utilisation des doses importantes de diurétiques.

Le diazoxide (Hyperstat ®) et le nitroprussiate de soude (Nipride ®), également très puissants, sont utilisables par voie veineuse dans les urgences hypertensives.

• **Les inhibiteurs calciques** forment un groupe de médicaments largement employés dans le traitement de l'angine de poitrine spontanée mais dont l'action antihypertensive est encore en cours d'évaluation. Plusieurs sont commercialisés mais c'est surtout la nifedipine (Adalate ®) qui a été utilisée. Leur action est rapide par voie sublinguale (10 à 15 minutes) ce qui les rend précieux dans le traitement d'urgence de l'hypertension, mais malheureusement brève, nécessitant plusieurs prises quotidiennes.

• **Les alpha-bloquants** sont une classe de médicaments originale qui, pour le moment, ne comporte que deux produits : la prazosine (Minipress ®) et le labétalol (Trandate ®), produit déjà cité, associant des propriétés alpha et béta-bloquantes.

Effets secondaires de la prazosine : le principal est la possibilité d'hypotension en position debout (hypotension orthostatique) au début du traitement. Quelques précautions (commencer le traitement par des doses faibles - 1/2 mg -, augmenter très progressivement les doses, éviter les levers brusques durant la nuit) permettent d'en limiter les inconvénients.

Les antihypertenseurs centraux

Ce sont essentiellement l'alpha methyldopa (Aldomet ®) et la clonidine (Catapressan ®). Les dérivés de la réserpine et des guanidines ont été parmi les premiers médicaments introduits dans le traitement de l'hypertension à partir de 1949, mais ne sont plus guère utilisés.

Comment agissent-ils ?

Ils réduisent le tonus vasoconstricteur en agissant sur les récepteurs alpha-adrénergiques des centres vaso-moteurs.

Effets secondaires. Les deux médicaments ont en commun de favoriser l'hypotension orthostatique et la somnolence. Celle-ci est en général transitoire, mieux acceptée après quelques semaines de traitement. Il vaut mieux, cependant, déconseiller ces médicaments aux conducteurs de voiture ou d'engins et aux utilisateurs de machines.

Ils sont également contre-indiqués lorsqu'il existe des antécédents sévères de dépression nerveuse ou des tendances dépressives qu'ils risquent d'aggraver.

Beaucoup plus rarement, on a décrit sous Aldomet® des cas de fièvre, d'atteinte hépatique ou sanguine.

Un traitement par la clonidine ne doit jamais être arrêté brutalement, sous peine de voir survenir une poussée hypertensive, parfois inquiétante, accompagnée de tachycardie et de sueurs. La régularité est donc une des conditions indissociables de ce traitement.

Les inhibiteurs de l'enzyme de conversion

Le premier de ces produits à avoir été commercialisé est le captopril (Lopril®) ; plusieurs autres sont à l'étude ou en voie de commercialisation. Ils marquent une étape importante dans le traitement de l'hypertension.

Comment agissent-ils ?

En inhibant l'enzyme de conversion, ce qui va faire baisser la pression artérielle par deux mécanismes : d'une part en empêchant la transformation d'angiotensine I en angiotensine II vasoconstrictive ; d'autre part en empêchant la dégradation d'une substance hypotensive : la bradykinine.

Effets secondaires. Ils sont beaucoup moins fréquents depuis qu'on a renoncé à utiliser des doses supérieures à 300 mg par jour. Ils consistent en éruptions cutanées, en modifications du goût, en apparition d'albumine dans les urines ou encore en anomalies hématologiques.

Dans la pratique, le captopril apparaît comme l'un des anti- hypertenseurs les plus puissants, ce qui en fait un médicament de choix dans les hypertensions sévères. Son activité est accrue par l'adjonction de diurétiques.

	Médicaments utiles	Médicaments à éviter
Hypertension et asthme	Prazosine (Minipress®)	Béta-bloquants
Hypertension et dépression nerveuse	Diurétiques et éventuellement béta-bloquants - vasodilatateurs	Antihypertenseurs centraux (Aldomet®), Catapressan®)
Hypertension et insuffisance cardiaque	Diurétiques, inhibiteurs calciques, vasodilatateurs (Nepressol® et Minipress®) captopril	Béta-bloquants et Minipress®
Hypertension et insuffisance coronaire	Béta-bloquants, inhibiteurs calciques	Népressol®
Hypertension et insuffisance rénale franche	Antihypertenseurs centraux Lasilix	Diurétiques thiazidiques,

Traitement de l'hypertension dans quelques situations particulières

En raison de sa fréquence, l'hypertension est souvent associée à d'autres maladies qui imposent des choix thérapeutiques spécifiques. Le tableau ci-dessus résume les indications et contre-indications des médicaments dans de tels cas.

Quelques cas particuliers de traitements

L'hypertension du sujet âgé

Ce problème, fréquemment rencontré, est parfois difficile à résoudre. Cela, pour plusieurs raisons :

Il s'agit le plus souvent d'une hypertension à prédominance systolique, d'une grande variabilité aux émotions ou à l'effort. Les artères ont en effet perdu une partie de leur élasticité (on parle de perte de la compliance). L'erreur serait donc de prendre pour une urgence à traiter des chiffres de pression artérielle élevés lorsqu'il n'y a pas d'autres éléments d'inquiétude tels que des maux de tête ou un retentissement cardiaque. Tous les médecins savent que lorsque la pression artérielle est reprise après un temps suffisant de repos, ou mieux le matin au domicile, elle s'est souvent normalisée.

Dans les indications des médicaments, il faut tenir compte de deux éléments importants : le sujet âgé a souvent un certain degré d'insuffisance cardiaque ; il faut donc être très prudent sur l'utilisation des béta-bloquants qui risquent de l'aggraver. Au surplus, ce type de médicament se révèle généralement moins actif à cet âge. Il est d'autre part physiologique de voir s'installer avec l'âge un certain degré d'insuffisance rénale. Il faudra donc être modéré dans l'utilisation des diurétiques.

Enfin, les bases théoriques du traitement anti-hypertenseur doivent être élaborées de façon différente chez le vieillard et chez l'adulte. Il est actuellement démontré que le traitement anti-hypertenseur peut faire baisser la pression artérielle.

Il est également démontré qu'il permet de réduire le risque d'accident vasculaire cérébral. Il n'est pas du tout certain qu'il soit efficace sur les autres complications, notamment coronaires. De plus, ce bénéfice doit être mis en balance avec les risques liés à une mauvaise tolérance des médicaments. L'aggravation d'une insuffisance cardiaque sous béta-bloquants, déjà signalée, doit être prévenue par une surveillance régulière. Certains diurétiques exposent aux risques d'hypokaliémie (qui favorise les troubles du rythme) ou d'hyponatrémie (lorsqu'il y a par exemple des pertes en sel à l'occasion d'un épisode de fièvre ou de diarrhée).

Il faut également s'assurer de l'absence de tendance dépressive avant de prescrire un hypotenseur central ; enfin il faut être très attentif au risque d'hypotension orthostatique, souvent mal tolérée chez le vieillard (danger de chutes nocturnes).

Le traitement doit donc être prudent : il est inutile de conseiller un repos prolongé, qui risque de réduire l'autonomie. Le régime sans sel strict ayant des inconvénients, (manque d'appétit, carences en protéines ou en vitamines) il est préférable de conseiller un régime peu salé en s'aidant d'une petite quantité de diurétiques.

Résumons : les diurétiques sont les médicaments de choix chez le sujet âgé à condition d'utiliser un produit n'entraînant pas d'hypokaliémie. Plusieurs médicaments, permettant une épargne potassique peuvent être utilisés : il est souhaitable d'être prudent en utilisant une demi-dose de produit actif. Si un résultat suffisant n'est pas obtenu, un second médicament pourra être associé : soit un béta-bloquant en surveillant la tolérance cardiaque, soit un hypotenseur central en s'assurant qu'il n'y a pas de tendance dépressive. Les vaso-dilatateurs tels que le Nepressol ont une bonne activité mais ne peuvent être utilisés chez le sujet âgé en raison du risque d'insuffisance coronaire sans prendre la précaution préalable de protéger le cœur par un béta-bloquant.

L'hypertension de la femme

La découverte d'une hypertension chez une femme jeune requiert de s'assurer d'abord qu'elle n'est pas liée à la « pilule ». Avant d'envisager un traitement, il vaut donc mieux commencer par choisir un autre mode de contraception (par exemple un moyen mécanique ou une pilule micro-progestative qui n'a pas les mêmes inconvénients), et se donner un recul d'environ trois mois pour observer l'évolution des choses. Si l'hypertension persiste après ce délai, le traitement peut être commencé selon les modalités habituelles.

Au cours de la grossesse, le traitement vise à limiter les risques de l'hypertension chez la mère et chez l'enfant. La première mesure nécessaire est *le repos :* la station debout prolongée, les transports, augmentent les risques de prématurité. Il est donc souvent nécessaire de prévoir un arrêt de travail ou même une hospitalisation.

Pour différentes raisons, les diurétiques ne semblent pas souhaitables : le volume circulant a en effet tendance à s'abaisser au cours de la grossesse. De plus ils font monter l'uricémie ; or le taux d'acide urique sanguin, qui est un « marqueur » de la souffrance fœtale, deviendrait difficile à interpréter.

Le choix des médicaments est limité à ceux dont l'inocuité est démontrée au cours de la grossesse par des essais contrôlés. On dispose d'un éventail suffisant avec l'Aldomet®, des béta-bloquants (Avlocardyl®, Trasicor®. Lopressor®et Trandate®) ; le Nepressol® et le Minipress®.

Ces produits peuvnt d'ailleurs être diversement associés ce qui renforce leur efficacité.

L'éclampsie, heureusement beaucoup plus rare aujourd'hui, est une véritable *urgence médicale* dans la mesure où elle comporte un double risque vital pour la mère et pour l'enfant. Elle est précédée par une période préliminaire de pré-éclampsie. Dans les deux cas, l'hospitalisation immédiate s'impose. Au stade de pré-éclampsie, la mise en route d'un traitement anti-hypertensif efficace ne permet pas toujours d'éviter l'évolution vers la crise d'éclampsie. Si celle-ci survient malgré tout, le traitement des convulsions par injection intra-veineuse de Valium® et l'utilisation simultanée des anti-hypertenseurs (Catapressan®, Nepressol®) permet de préparer la femme à l'anesthésie de la césarienne, l'extraction de l'enfant représentant en elle-même le traitement spécifique de la crise d'éclampsie.

L'urgence hypertensive

Que faire lorsque l'hypertension menace ? La nécessité d'un traitement d'urgence peut venir, soit de chiffres particulièrement élevés qui font courir un risque immédiat, soit d'une complication en cours, tel le qu'un accident vasculaire ou un œdème pulmonaire.

Dans les deux cas, le choix du traitement et de ses modalités dépend d'une analyse objective de l'urgence.

Tout d'abord, *ce qu'il ne faut pas faire :* surévaluer les risques, par exemple chez des sujets âgés, dont la maxima peut s'élever facilement à l'occasion d'une émotion, d'une angoisse ou d'une douleur, parce que leurs artères n'ont plus l'élasticité voulue ; dans ce cas, la mise au repos suffit souvent à faire baisser le chiffre.

A l'inverse, devant un tableau inquiétant tel qu'une crise convulsive, il serait beaucoup plus grave de méconnaître l'urgence de faire baisser la pression sous prétexte que celle-ci ne serait pas très élevée. Des crises convulsives peuvent survenir chez l'enfant ou chez la femme enceinte pour des chiffres relativement modérés, de l'ordre de 16-18/10.

Deux médicaments, utilisables dans presque tous les cas, permettent d'obtenir une baisse rapide de la pression. De plus, ils ont le mérite de ne pas perturber les analyses biologiques ultérieures. Ce sont :

L'Adalate® : mâcher une ou deux capsules

Le Catapressan® : avaler un ou deux comprimés.

Deux gestes couramment pratiqués ont plus d'inconvénients :

— L'injection intramusculaire de Catapressan® ne donne pas des résultats plus rapides que le comprimé et son action est plus brève ; elle n'est utilisée qu'en cas de perte de conscience et d'impossibilité d'avaler les comprimés.

— Le Lasilix® par voie intraveineuse n'est indiqué que lorsque il existe un œdème pulmonaire aigu ou une insuffisance cardiaque manifeste.

Lorsque la poussée hypertensive est suffisamment grave, ce traitement doit être complété en milieu hospitalier où l'on dispose de moyens plus efficaces, notamment de médicaments qui peuvent être injectés par voie veineuse :

• Le nipride (nitroprussiate de soude), dont l'administration par un appareil de perfusion à débit réglable permet d'atteindre rapidement et avec précision le niveau tensionnel désiré.

• Le Trandate®, qui existe aussi en comprimés.

Par la bouche le captopril peut agir en quelques heures, qu'il soit utilisé seul ou en association avec des diurétiques.

Chirurgie et hypertension

Avant l'apparition des médicaments antihy-pertenseurs, et en dehors du régime sans sel strict, la seule possibilité de traitement résidait dans la chirurgie.

La section du sympathique pratiquée, jusque dans les années 60 visait à réduire les résistances vasculaires périphériques ; elle était souvent complétée par l'ablation presque totale des deux glandes surrénales.

C'était une intervention lourde, laissant des séquelles importantes, avec notamment une hypotension orthostatique durable, mais qui permettait de sauver la vie de malades atteints d'hypertension maligne.

Actuellement, la chirurgie de l'hypertension a pris un grand développement dans les hypertensions secondaires, car elle est pratiquée dans un but curatif.

C'est parfois une chirurgie de nécessité, comme pour la coarctation de l'aorte ou le phéochromocytome. C'est, beaucoup plus souvent, une chirurgie d'opportunité lorsqu'on peut choisir entre un traitement médicamenteux et un traitement chirurgical (hyperaldosteronisme, sténose des artères rénales).

Toute coarctation de l'aorte diagnostiquée chez l'enfant doit être opérée du fait de son pronostic défavorable. L'intervention consiste en la résection de la partie rétrécie et au rétablissement de la continuité vasculaire, soit par suture directe des deux bords, soit avec interposition d'une prothèse. Le résultat de cette intervention, proposée pour la première fois par Crafoord est meilleur lorsqu'elle est faite précocement.

La chirurgie du phéochromocytome est également une chirurgie de nécessité en raison des risques inhérents à cette tumeur. Le traitement médicamenteux ne peut être conçu que comme préparation à l'intervention. Celle-ci pose des problèmes délicats : notamment dans le cas des phéochromocytomes multiples, de siège inhabituel, ou malins avec métastases. L'anesthésie et la réanimation, pendant toute la période opératoire devront pallier les grandes variations tensionnelles provoquées par la décharge des catécholamines. Cette intervention doit donc être confiée à une équipe chirurgicale entraînée.

Chirurgie des hypercorticismes. Lorsque l'hypercorticisme a pu être rapporté à une tumeur des surrénales, l'ablation de la glande malade s'impose ; lorsque la tumeur est maligne et métastasée, elle sera complétée par l'administration de produits antihormonaux (l'OP'DDD utilisé dans cette indication est un « anticortisolique de synthèse »). Il résume tout le traitement en cas d'hyperplasie (maladie de Cushing). Ce n'est que lorsque l'hyperplasie est la conséquence d'une tumeur hypophysaire, que l'ablation de l'hypophyse (hypophysectomie) est nécessaire.

Hyperaldosteronisme primaire et chirurgie. L'ablation de la glande surrénale contenant l'adénome de Conn, nécessite un bon repérage : ce qui, on l'a vu, est parfois difficile en raison de sa petite taille. L'intervention est préparée par une cure d'aldactone qui permet de normaliser le taux de potassium sanguin et d'abaisser la pression artérielle. Le traitement médical est suffisant dans les cas d'hyperplasie, pour lesquels la chirurgie donne des résultats très incomplets.

Chirurgie et hypertension rénovasculaire. La correction chirurgicale de la sténose de l'artère rénale a deux buts : d'une part, en supprimant la sécrétion de rénine, elle participe à la guérison de l'hypertension ; d'autre part, en rétablissant un apport sanguin normal, elle sauve le rein de l'ischémie.

Pratiquement, plusieurs procédés chirurgicaux sont possibles : la résection de la sténose et la suture bout à bout des deux segments artériels ; l'interposition d'une greffe veineuse ; ou l'établissement d'un nouveau circuit, visant à alimenter l'artère rénale à partir d'une autre artère (hépatique, splénique).

Ces dernières années, on a proposé de dilater avec un ballonnet l'artère rénale sténosée : c'est la *dilatation intraluminale.* Cette technique consiste à monter une sonde munie d'un ballonnet jusque dans l'artère rénale et à le gonfler pour en obtenir la dilatation. Elle ne nécessite que quelques jours d'hospitalisation et semble donner de bons résultats dans les sténoses par fibrodysplasie sans que les résultats à long terme soient encore bien connus.

Chirurgie ou traitement médical ?

Il n'y a pas de réponse catégorique à cette question, les deux méthodes ayant leurs avantages et leurs inconvénients.

Le traitement médicamenteux a pour lui sa simplicité, mais il comporte aussi l'obligation de prendre des médicaments à vie.

La chirurgie, quand elle est possible, permet la guérison. Aussi est-elle indiquée chaque fois que le traitement médical échoue, qu'il ne peut être suivi correctement, ou que l'importance de la sténose fait courir le risque de la perte du rein.

Lorsque l'artère rénale est oblitérée, le rein n'a plus de valeur fonctionnelle, mais il continue à sécréter de la rénine. Une intervention, simple, la *néphrectomie,* donne d'excellents résultats en supprimant la cause de l'hypertension.

Le même mécanisme conduit à faire une *binéphrectomie* (ablation des deux reins) chez les insuffisants rénaux qui restent hypertendus malgré la dialyse.

La stratégie du traitement

Dans la pratique, et pour nous résumer, disons que lorsqu'un traitement médicamenteux apparaît nécessaire, le médecin procède d'ordinaire par étapes :

— La première étape, la plus simple, consiste dans la prise d'un médicament unique ou *monothérapie.* Elle se révèle efficace dans au moins 50 % des cas. Les deux types de médicaments donnés en première intention sont les diurétiques et les béta-bloquants. Ils ont, à peu de chose près, la même efficacité. Faut-il donner plutôt l'un ou l'autre ? La décision dépend : d'abord de l'analyse des contre-indications qui font récuser l'un ou l'autre ; ensuite de l'âge : les béta- bloquants seraient plus actifs avant 50 ans. S'ils sont inefficaces, on les remplacera par des diurétiques et réciproquement.

— Lorsque la monothérapie ne permet pas de contrôler la pression artérielle, il faut passer à la seconde étape : celle de l'association de deux médicaments ou *bi-thérapie.*

Un diurétique sera associé, soit à un béta-bloquant, soit à un anti-hypertenseur central, l'association béta-bloquant-diurétique étant actuellement la plus courante.

— La troisième étape nous fait entrer dans le traitement des hypertensions sévères. N'étant pas contrôlées par la bi-thérapie, elles nécessitent l'utilisation d'un troisième médicament qui peut être, selon les cas, un anti-hypertenseur central, un vasodilatateur, un alpha-bloquant, ou un inhibiteur calcique. Certains produits, comme l'hydralazine (Nepressol) ne sont jamais utlisés en première intention.

Et si ce traitement échoue encore ? Il y a, nous l'avons vu, d'autres ressources, qui font appel à des techniques plus sophistiquées ou à des médicaments nouveaux comme les inhibiteurs de l'enzyme de conversion (captopril).

Hypertension : l'avenir

En 1984, *la cause exacte de l'hypertension n'est pas connue !* Cette constatation peut apparaître décevante au regard de la somme de travaux consacrée à ce sujet depuis plus de 30 ans.

Pourtant, d'énormes progrès ont été accomplis notamment dans le diagnostic et le traitement des principales causes d'hypertension secondaire. Les mécanismes particulièrement complexes qui participent à la régulation de la pression artérielle et font intervenir plusieurs hormones, des organes comme le rein et le système nerveux central, sont aussi mieux compris.

En fait, le véritable problème, puisqu'il concerne plus de 9 hypertendus sur 10, est de connaître *la ou les perturbations initiales responsables de l'hypertension dite essentielle.* Il n'y a actuellement sur ce plan que des réponses partielles, mais on peut espérer que cette question soit solutionnée dans les années à venir.

Cette recherche pourrait aussi déboucher sur la découverte de *nouveaux médicaments anti-hypertenseurs.* Depuis 1950, ont été successivement introduits des produits à la fois bien tolérés et actifs sur la plupart des mécanismes impliqués dans l'hypertension. Curieusement, certains d'entre eux, comme les diurétiques, ont fait la preuve de leur efficacité sans que leur mode d'action nous soit encore parfaitement connu.

Actuellement, on assiste à une nouvelle étape de la recherche pharmacologique dont le Captopril est un exemple. Les chimistes sont en effet partis de l'enzyme de conversion pour synthétiser des produits capables de l'inhiber. On peut ainsi espérer l'introduction future d'autres médicaments d'action spécifique et c'est ainsi que sont en voie de commercialisation d'expérimentation plusieurs produits appartenant à des classes déjà connues : alpha-bloquants, inhibiteurs calciques, inhibiteurs de l'enzyme de conversion. De plus, d'autres voies sont explorées avec des médicaments agissant sur des récepteurs autres qu'adrénergiques comme les récepteurs à la dopamine ou à la sérotonine.

Si le traitement médicamenteux de l'hypertension est bien la réalité d'aujourd'hui, l'étape ultérieure pourrait être celle de *la prévention.* Même si son bénéfice reste à prouver, il est d'ores et déjà possible d'envisager plusieurs orientations dans ce domaine : lutte contre les facteurs d'environnement avec, par exemple, réduction des apports en sel chez l'enfant, dépistage des sujets exposés (ou « à risque ») dans les familles d'hypertendus, mise au point de « marqueurs génétiques » de l'hypertension, organisation de structures de dépistage et de surveillance, nécessitant des choix de santé publique.

Questions et réponses

L'hypertension, quand et pourquoi ?

A partir de quels chiffres est-on hypertendu ?

Retenez : plus de 16/9,5 à plusieurs mesures successives, après 5 mn de repos couché.

De la maxima et de la minima, quel est le chiffre le plus important ?

Les deux : car c'est de l'ensemble des pressions s'exerçant sur l'artère que découle le risque. C'est pourquoi, on parle parfois de pression artérielle moyenne, facilement calculée à partir de la maxima et de la minima.

Les chiffres varient souvent !

C'est normal : la tension varie avec l'effort, les émotions, le moment de la journée. Cette variabilité est plus marquée après 60 ans, parce que les artères sont moins élastiques.

Dois-je acheter un appareil pour prendre ma tension moi-même ?

Cela peut être utile, mais sachez que la tension ainsi mesurée sera probablement plus faible que chez votre médecin. Notez-la : les variations dans la journée pourront être intéressantes à connaître. Mais surtout, ne modifiez pas votre traitement à partir de vos propres mesures : c'est l'affaire de votre médecin.

L'hypertension est-elle héréditaire ?

Dans neuf cas sur dix, on en ignore la cause (c'est l'hypertension « essentielle »). L'hérédité est sûrement importante et l'on connaît des familles d'hypertendus ; mais il s'agit plus d'une prédisposition que d'une prédestination. Dans ce cas, soyez vigilants et pensez notamment à faire vérifier la tension de vos enfants. Mais l'hérédité n'explique pas tout : beaucoup d'autres facteurs d'environnement (alimentation, excès de poids) jouent un rôle non négligeable.

La tension est-elle nerveuse ?

Non, même si vous avez pu constater, ce qui est exact, qu'elle pouvait varier avec les émotions ou les contrariétés ; mais une hypertension n'est jamais d'origine nerveuse et ne se traite pas par des tranquillisants.

On parle parfois d'hypertension de cause curable ?

Entendons-nous bien : toutes les hypertensions sont curables par les médicaments. Mais on garde cette dénomination pour les cas où la chirurgie guérit l'hypertension en supprimant la cause. Ce ne sont pas les plus fréquents loin de là : environ 5 à 10 %. Les meilleurs exemples sont les rétrécissements de l'artère rénale ou les lésions de la glande surrénale.

Y a-t-il des médicaments qui font monter la tension ?

Oui, mais en petit nombre et pas de façon constante. La liste en est vite faite : la cortisone et ses dérivés, les gouttes nasales qui contiennent des vaso-constricteurs, et certains types de pilules contraceptives.

Vivre avec son hypertension

Si vous prenez correctement vos médicaments, votre tension sera normalisée dans la grande majorité des cas et vous n'aurez que quelques précautions à prendre. Que peut-on faire et ne pas faire ?

La vie professionnelle ?

Elle doit être parfaitement normale. C'est l'un des buts du traitement. Sachez quand même que quelques activités peuvent demander des aménagements.

Les sports ?

Une activité physique régulière est souhaitable. Choisissez un sport attractif de façon à le pratiquer régulièrement. La marche, le cyclisme, la natation, le golf sont recommandés. Evitez les sports violents et le sport de compétition.

La conduite automobile ?

Certains médicaments peuvent donner une somnolence au volant. Soyez donc prudent au début du traitement.

Les voyages aériens ?

Aucun problème avec les avions pressurisés, sauf maladie cardiaque grave associée ou poussée récente de votre hypertension.

Les bains de mer ?

Oui, mais évitez la plongée sous-marine, et, comme tout le monde devrait le faire, l'exposition prolongée au soleil ou le bain en eau glacée.

Les voyages à l'étranger ?

Revoyez avant le départ votre provision de médicaments ; mais sachez qu'en cas d'oubli, il existe dans pratiquement tous les pays des produits équivalents à ceux que vous prenez.

Les vaccinations ?

Elles sont toutes autorisées. Une seule contre-indication : l'existence d'albumine dans les urines témoignant d'une maladie rénale.

La vie sexuelle ?

Il n'y a aucune raison de modifier vos habitudes. Peut-être avez-vous l'impression d'avoir quelques difficultés depuis que vous prenez des médicaments : ne les arrêtez pas. Il y a beaucoup d'autres explications possibles.

L'hypertension au féminin

Puis-je prendre la pilule ?

Non, pas tous les types de pilule ; celles qui contiennent des œstrogènes peuvent faire monter la tension ; celles qui sont à base de progestérone n'ont pas cet inconvénient. Et il y a d'autres moyens contraceptifs : le stérilet, les gelées spermicides etc.

Puis-je avoir des enfants ?

Bien sûr. Sachez cependant que votre traitement actuel sera peut-être modifié : dès le début de la grossesse, il sera nécessaire de vous faire surveiller régulièrement ; vous aurez à prévoir du repos, peut-être un arrêt de travail en fin de grossesse.

Je suis enceinte. Puis-je prendre des médicaments ?

Oui, mais pas tous : les diurétiques sont déconseillés. D'autres, comme l'Aldomet R, le Népressol ®, ou certains béta-bloquants ont fait la preuve de leur inocuité.

A la ménopause ?

Comme l'hypertension est plus fréquente à cet âge, il faudra être vigilant en cas de traitement hormonal comportant des œstrogènes de synthèse.

Des médicaments à vie ?

Oui, car votre tension est normale dans la mesure ou vous les prenez ; si vous les abandonnez, elle remontera dans l'immense majorité des cas. En outre, sachez que l'arrêt brusque de certains médicaments peut avoir d'autres inconvénients : prise de 1 à 2 kilos pour les diurétiques, accélération du cœur pour les béta-bloquants, poussée tensionnelle pour le Catapressan ®.

N'y a-t-il pas des cas où il faut pourtant réduire les doses ?

Si, et vous devez les connaître : la fièvre, la diarrhée, les vomissements, la transpiration, font perdre de l'eau et du sel. Il est donc prudent de réduire de moitié les diurétiques ; mais dès que tout sera rentré dans l'ordre, reprenez vos doses habituelles.

Mais je n'ai aucun symptôme, et ne vois pas la nécessité de me traiter ?

L'hypertension ne fait pas souffrir. C'est une maladie silencieuse qui abîme les artères au bout de plusieurs années. Mieux vaut vous traiter préventivement qu'attendre les complications.

N'y a-t-il pas d'autres solutions ?

Une activité physique régulière, un régime pour perdre les kilos en trop, sont toujours profitables. Ils peuvent être suffisants en cas d'hypertension limite, autour de 16/9,5. Dans tous les autres cas, ils sont insuffisants.

Je crains d'avoir des troubles en prenant longtemps des médicaments ?

C'est compréhensible : certains peuvent avoir des inconvénients, mais c'est surtout vrai au début. Ne commettez donc pas l'erreur de tout arrêter ; parlez-en à votre médecin : il vous aidera, en adaptant votre traitement. De toute façon, ces ennuis sont mineurs à côté des dangers de l'hypertension ; et ils auront tendance à disparaître au bout d'un certain temps.

Ne serai-je pas fatigué si la tension baisse ?

Certainement pas si elle dépasse 10. Il est faux d'associer fatigue et baisse tensionnelle. Au contraire, vous vous sentirez souvent beaucoup mieux. Par contre, il est tout à fait exact que certains médicaments favorisent la chute de tension en position debout et cela pourra vous donner des sensations de vertige. Quelques précautions, comme celle de ne pas se lever trop rapidement, en particulier la nuit, vous permettront de les limiter.

A quelle heure prendre les médicaments ?

Le plus souvent, un traitement simple vous a été prescrit : une prise unique le matin. Lorsque plusieurs prises sont nécessaires, elles seront réparties dans la journée. N'oubliez pas celle de midi si vous déjeunez à l'extérieur. Certains médicaments doivent être pris plutôt le matin, comme les diurétiques, d'autres le soir, comme ceux qui favorisent la somnolence.

Autre question : avant, pendant ou après les repas ?

Cela n'a pas beaucoup d'importance, l'essentiel est de prendre vos habitudes et de les garder ! Celà n'a pas beaucoup d'importance. L'essentiel est de prendre vos habitudes et de les garder ! Une exception : certains médicaments, comme le Lopril R doivent être pris à distance des repas pour des raisons d'absorption digestive.

Et si j'oublie ?

Ne doublez pas la dose à la prise suivante pour rattraper le temps perdu. Evitez surtout que de tels oublis ne se répètent.

Je n'ai plus de médicaments et mon ordonnance est périmée ?

Soyez prévoyants : n'attendez pas le dernier moment pour la renouveler. Vous pouvez essayer de demander une avance à un pharmacien, mais sachez que cette aide n'est pas tout à fait régulière.

Faut-il suivre un régime ?

Oui : d'abord, mangez peu salé ; faites saler modérément à la cuisson et ne rajoutez pas de sel à table. Un régime sans sel strict n'est vraiment nécessaire qu'en cas d'insuffisance cardiaque. Ensuite, perdez les kilos que vous avez en trop.

Si vous avez tendance au diabète ou à l'excès de cholestérol, on vous conseillera un régime approprié, pauvre en sucre ou en graisses animales.

Le vin et le café ?

Usez-en avec modération. Seul, l'excès est néfaste.

Dois-je cesser de fumer ?

Oui, complètement et définitivement, parce que le tabac ajoute ses dégâts à ceux de l'hypertension. Ce n'est pas toujours facile et vous aurez à éviter l'écueil de « compenser » en mangeant plus, mais c'est la seule solution.

Les consultations

A quelle fréquence faut-il consulter ?

En gros, trois fois par an ; mais probablement plus souvent au début, lorsque vous êtes dans la période d'équilibration. Et cette fréquence peut varier avec le degré de votre hypertension.

Dois-je prendre mes médicaments le matin de la consultation ?

Bien sûr, même si l'on vous a demandé de rester à jeûn pour des examens de sang : les comprimés peuvent être avalés avec un peu d'eau.

Doit-on savoir par cœur le nom des médicaments ?

Oui, essayez, même si les noms sont parfois compliqués à retenir. Ou bien, notez-les sur une petite feuille que vous garderez sur vous, avec votre groupe sanguin et votre carte de sécurité sociale.

Puis-je prendre d'autres médicaments en même temps que le traitement anti-hypertenseur ?

Oui, sachez que la plupart des médicaments comme l'aspirine, les antibiotiques et les somnifères peuvent être associés. Un petit nombre, que votre médecin connaît, sont incompatibles ou demandent des précautions. Evitez donc l'auto-médication. Elle peut présenter des risques !

Je dois me faire opérer : dois-je continuer à prendre mes médicaments ?

Oui, la plupart doivent être poursuivis jusqu'à la veille de l'intervention et repris le lendemain. Sachez cependant que la tension est souvent plus basse dans les jours suivants et que les doses devront être adaptées pendant quelque temps.

Informez bien l'anesthésiste de la totalité de votre traitement : c'est lui qui assurera le contrôle tensionnel pendant l'intervention et ses suites.

En cas d'extraction dentaire ?

L'anesthésie locale est sans inconvénient. Il est cependant préférable que votre dentiste n'utilise pas de produit contenant de l'adrénaline.

Y a-t-il des cas où l'hospitalisation est nécessaire ?

Oui, mais ils sont peu nombreux : si l'hypertension se montre résistante au traitement, pour faire des examens plus spécialisés, ou en cas de complication.

Comment serai-je pris en charge ?

Tous les médicaments anti-hypertenseurs sont remboursés à 70 %. Les prix n'en varient pas moins d'un produit à l'autre. Dans certains cas, l'hypertension est indemnisée au titre de la longue maladie, c'est-à-dire qu'elle est prise en charge à 100 %. C'est le cas de l'hypertension artérielle maligne ou de certaines complications.

Glossaire

Accident ischémique transitoire (A.I.T.) : accident neurologique régressif faisant craindre la survenue d'une attaque.

Activité rénine plasmatique : dosage indirect de la rénine dans le sang.

Activité sympatho-mimétique intrinsèque : particularité de certains béta-bloquants qui prévient un ralentissement cardiaque trop prononcé.

Addis : examen des urines visant à rechercher la présence anormale de globules rouges ou de globules blancs.

Adrénaline : une des principales hormones médullo-surrénales.

Aldostérone : hormone de l'eau et du sel sécrétée par la cortico-surrénale.

Alpha-bloquants : médicaments agissant sur des récepteurs sympathiques alpha.

Amphétamines : médicaments excitants du système nerveux central.

Angiographie : opacification des artères par un produit de contraste.

Angiographie numérisée : technique spéciale d'angiographie pouvant se pratiquer par voie veineuse et utilisant la soustraction des contrastes pour obtenir une meilleure image.

Angiotensine : le plus puissant des agents vasoconstricteurs de l'organisme, sécrété sous l'influence de la rénine.

Aorte : la plus grosse des artères naissant immédiatement du ventricule gauche.

Aortographie : opacification de l'aorte par un produit de contraste.

Aphasie : trouble du langage.

Artériographie : opacification des artères, synonyme d'angiographie.

Artériole : petite artère, intermédiaire entre les artères de moyenne importance et les capillaires.

Artériosclérose : rigidité des artères, dûe à l'âge.

Artérite : athérosclérose des artères des membres inférieurs.

Athérome : dépôt de graisses sanguines (lipides) dans la paroi d'une artère.

Athérosclérose : athérome associé à une réaction fibreuse de l'artère ; l'athérosclérose forme des plaques qui saillent dans la lumière du vaisseau et le rétrécissent.

Barorécepteurs : zones sensibles aux variations de pression artérielle situées dans l'aorte et ses branches principales.

Bassinet : la première partie de l'appareil urinaire qui reçoit l'urine sécrétée par le rein.

Béta-bloquants : médicaments agissant sur les récepteurs béta du système sympathique.

Bi-thérapie : utilisation simultanée de deux médicaments anti-hypertenseurs.

Bruits de Korotkoff : bruits perçus à l'auscultation de l'artère humérale pendant la prise de la pression artérielle.

Capillaires : les plus fines ramifications des artères ou des veines.

Cathéter : sonde introduite dans un vaisseau pour explorer le cœur ou la circulation.

Catécholamines : produits de dégradation des hormones médullo-surrénales.

Cholestérol : graisse sanguine, dont l'excès est un des facteurs de l'athérosclérose.

Circulation systémique ou **Grande Circulation** : partie du circuit sanguin qui va du ventricule gauche à l'oreillette droite, comprenant l'aorte et ses branches, tout le réseau veineux à l'exception des vaisseaux pulmonaires.

Circulation pulmonaire ou **Petite Circulation** : va du ventricule droit à l'oreillette gauche et comprend l'artère pulmonaire ses branches et les veines pulmonaires.

Coarctation aortique : rétrécissement congénital de l'aorte, situé immédiatement en aval de la crosse.

Colique néphrétique : douleur du rein en rapport avec la migration d'un calcul dans les voies urinaires.

Conn : (syndrome de) : sécrétion exagérée d'aldostérone par tumeur ou hyperplasie des glandes surrénales.

Coronaires (artères) : vaisseaux nourriciers du cœur issus de l'origine de l'aorte.

Cortisol : principale hormone de la cortico surrénale avec l'aldostérone.

Créatinine : dérivé azoté du sang dont l'élévation témoigne d'une insuffisance rénale.

Croisement (signe du) : aspect du fond d'œil témoignant d'un certain degré de rigidité des artères.

Diabète : élévation anormale du taux de sucre dans le sang.

Diastole : période de dilatation des ventricules lors de leur remplissage par le sang venu des oreillettes.

Diastolique : chiffre de la pression artérielle correspondant à la diastole cardiaque.

Dilatation intra luminale : dilatation d'un rétrécissement artériel au moyen d'une sonde à ballonnet gonflable.

Dissection aortique : déchirure de la paroi de l'aorte au niveau de la média.

Diurétiques : médicaments forçant le rein à éliminer de l'eau et du sel.

Eclampsie : forme sévère de l'hypertension de la grossesse compliquée d'une atteinte rénale et pouvant s'accompagner de convulsions.

Ejection : période d'expulsion du sang venu des ventricules ; partie principale de la systole.

Electrocardiogramme : enregistrement de l'activité électrique du cœur.

Encéphalopathie hypertensive : complication neurologique de l'hypertension s'accompagnant de phénomènes d'œdème cérébral.

Epidémiologie : étude d'une maladie dans une population donnée.

Examen cytobactériologique urinaire : recherche d'une infection urinaire.

Exsudats : lésions du fond d'œil caractéristiques des stades III et IV, particulièrement sévères.

Facteurs de risque : facteurs favorisant l'athérosclérose ; l'hypertension est le numéro un.

Fibrodysplasie : rétrécissement fibreux d'une artère rénale, d'origine congénitale.

Fond d'œil : (F.O.) : examen permettant de voir directement les artères de la rétine, branches des artères cérébrales.

Framingham : ville des Etats-Unis qui a été le théâtre de la plus importante enquête épidémiologique.

Gènes : partie des chromosomes cellulaires porteuse des caractères héréditaires.

Glandes surrénales : glandes endocrines situées immédiatement au-dessus du pôle supérieur des deux reins.

Glomérules : partie vasculaire des reins formée d'une artériole pelotonnée sur elle-même.

Glomérulo-néphrite : inflammation des glomérules.

Graisses saturées et insaturées : corps gras de structure chimique différente ; les premiers augmentent le taux de cholestérol tandis que les seconds contribuent à sa diminution.

Gynécomastie : gonflement anormal des seins.

H.D.L. - cholestérol : cholestérol de haute densité ne favorisant pas l'athérosclérose.

Hématurie : présence de sang dans les urines.

Hémiplégie : paralysie de la moitié du corps.

Hémodynamique : exploration des cavités cardiaques avec prise des pressions.

Hormone : sécrétion d'une glande endocrine agissant par voie sanguine.

Hyperaldostéronisme : sécrétion d'une quantité anormale d'aldostérone par les surrénales.

Hypercholestérolémie : augmentation anormale du taux de cholestérol sanguin.

Hyperglycémie : augmentation anormale du sucre dans le sang, caractéristique du diabète.

Hyperplasie : multiplication bénigne des cellules d'un tissu.

Hypertension artérielle : élévation anormale de la pression dans les artères.

Hypertension essentielle : hypertension sans cause décelable.

Hypertension gravidique : hypertension de la grossesse.

Hypertension labile : hypertension variable, comportant tantôt des chiffres anormaux, tantôt des chiffres normaux, surtout fréquente chez le jeune.

Hypertension limite : tension artérielle situé entre 14/8 et 16/9,5.

Hypertension maligne : HTA très grave, autrefois toujours mortelle.

Hypertension paroxystique : forme d'hypertension comportant des poussées tensionnelles brutales et due à une tumeur de la médullosurrénale.

Hypertension réno-vasculaire : élévation de la tension causée par une lésion d'une artère rénale.

Hypertension secondaire : hypertension dûe à une cause reconnue.

Hypotension orthostatique : chute de la pression artérielle en position debout.

Incidence : nombre de cas d'une anomalie recensée dans une population donnée.

Infarctus : lésion du myocarde par obstruction d'une artère coronaire.

Insuffisance cardiaque : défaillance du cœur.

Insuffisance coronarienne : rupture d'équilibre entre les possibilités d'apport des artères coronaires et les besoins du myocarde en oxygène.

Insuffisance ventriculaire gauche : défaillance du cœur gauche.

Intima : tunique interne des artères.

Ionogramme : dosage des principaux électrolytes dans le sérum sanguin.

Ischémie : souffrance d'un organe par manque d'apport sanguin.

Isotopes : corps rendus radio-actifs pour l'exploration de certains organes.

Kaliémie : taux de potassium dans le sang.

Kinine : hormone vaso-dilatatrice accessoire.

L.D.L. - cholestérol : cholestérol de faible densité favorisant l'athérosclérose.

Média : tunique moyenne des artères.

Métanéphrine : une des hormones sécrétées par la médullo-surrénale.

Minéralocorticoïdes : hormones de l'eau et du sel dont fait partie l'aldostérone.

Monothérapie : utilisation d'un seul hypotenseur.

Néphrite : maladie inflammatoire des reins.

Néphro-angio-sclérose : atteinte rénale d'origine artérielle.

Noradrénaline : une des hormones de la médullo-surrénale.

Néphron : unité fonctionnelle du rein au niveau de laquelle se font les échanges sodium-potassium.

Oedème aigü du poumon : crise d'étouffement aigüe compliquant l'insuffisance ventriculaire gauche.

Oestrogènes : hormones de l'ovaire présidant à l'ovulation.

Percentile : pourcentage d'une population dans lequel se rencontre une anomalie donnée.

Placebo : faux médicament ayant l'aspect d'un vrai, utilisé pour déceler les influences du psychisme dans les résultats des traitements.

Phlébographie surrénale : opacification des veines des glandes surrénales.

Polykystose : maladie congénitale des reins composée de nombreuses cavités kystiques.

Pronostic : prévision de l'évolution d'une maladie.

Protéinurie : présence de dérivés azotés dans les urines (synonyme d'albuminurie).

Réabsorption : fonction du rein consistant en la récupération de l'eau et du sel.

Reflux vésico-urétéral : remontée anormale de l'urine, de la vessie dans les uretères.

Rénine : enzyme sécrétée par le rein et susceptible de transformer l'angiotensinogène en angiotensine.

Résistances artérielles : forces s'opposant au flux sanguin et dépendant essentiellement du diamètre interne des vaisseaux.

Rythmes circadiens : modifications cycliques d'un certain nombre de paramètres physiologiques tout au long des 24 heures.

Scanner : (ou tomo-densito-métrie) : procédé radiologique permettant une meilleure définition de l'image en utilisant notamment la variation des incidences de radio en coupe (tomographies) et la soustraction des images réalisée grâce à un ordinateur.

Scintigraphie : procédé d'exploration de certains organes à l'aide de radio-isotopes.

Sodium : (Na) : principal cathion des liquides extra-cellulaires ; élément essentiel de la volémie grâce aux mouvements de l'eau qu'il entraîne.

Sphygmomanomêtre : appareil servant à mesurer la pression artérielle.

Sténose : rétrécissement.

Stéthoscope : appareil permettant d'ausculter les bruits du cœur et des artères et également les bruits pulmonaires.

Stress : néologisme anglo-saxon synonyme de contrainte, surmenage, agression.

Surrénales : glandes endocrines coiffant le sommet des deux reins ; sont souvent en cause dans les hypertensions secondaires.

Sympathométique : substance produisant les mêmes résultats que l'excitation du système sympathique.

Systole : période de la révolution cardiaque correspondant à la contraction des ventricules.

Systolique (pression) : pression artérielle maxima correspondant à la systole.

Système rénine-angiotensine-aldostérone : un des systèmes régulateurs les plus importants de la pression artérielle, agissant à la fois sur le calibre des vaisseaux et sur la réabsorption du sodium par le rein.

Tension artérielle (ou pression artérielle) : pression sous laquelle le sang circule dans les artères. La tension artérielle normale comporte deux chiffres : la maxima ou systolique, correspond à la contraction des ventricules ; la minima ou diastolique correspond à leur relâchement.

Thérapie comportementale : méthode de traitement non médicamenteux qui agit par modification des comportements.

Thrombose : occlusion d'un vaisseau par un caillot sanguin.

Toxémie gravidique : synonyme d'éclampsie, hypertension de la deuxième partie de la grossesse, constamment associée à une atteinte rénale et de pronostic parfois sévère.

Uretères : conduits réunissant les reins à la vessie.

Urographie intra-veineuse : méthode d'opacification des reins par un produit de contraste injecté dans une veine.

Vaso-constriction : phénomène de contraction des artères aboutissant à la diminution de leur calibre.

Vaso-dilatateur : médicament supprimant la vaso-constriction et permettant l'élargissement du calibre des artères.

Vaso-motricité : propriété des artères leur permettant de modifier leur calibre grâce à la contraction ou au relâchement des cellules musculaires lisses de la média.

Ventricule gauche : partie gauche du cœur expulsant le sang dans les artères.

Volémie : synonyme de volume sanguin ; quantité de sang circulant dans les artères.

Index

Adresses utiles

Outre les consultations de cardiologue, de néphrologie et de médecine interne, où sont traités les hypertendus, des consultations spécialisées existent dans un certain nombre d'hôpitaux. Citons :

Paris et Région Parisienne

Hôpital Broussais
96, rue Didot, 75014 Paris - Tél. : 539.22.66

Hôpital Saint-Joseph
7, rue Pierre Larousse, 75014 Paris - Tél. : 539.22.13

Centre Médico-Chirurgical Foch
40, rue Worth, 92 Suresnes - Tél. : 772.91.91

Hôpital Henri Mondor
51, avenue du Maréchal de Lattre de Tassigny, 94010 Créteil
Tél. : 207.51.41

Lyon

Hôpital cardiologique
59, boulevard Pinel, Lyon IIIe - Tél. : 53.81.81

Marseille

Hôpital de la Timme
Boulevard Jean Moulin, Marseille V - Tél. : 49.90.48

Bordeaux

Hôpital cardiologique du Haut-Lévêque, Pessac
Tél. : 36.24.45

Toulouse

Hôpital de Purpan
Place du Dr Baylac - Tél. : 49.11.33

Montpellier

Hôpital Saint-Eloi
4, avenue Bertin Sens - Tél. : 63.91.00

Grenoble

Hôpital de la Tronche
38 La Tronche - Tél. : 42.81.21

Sochi 11/10/84
52

Imprimerie Hérissey - N° 35522 - Dépôt légal : 4e trimestre 1984